全科康复医学理论与临床实践探究

赵春善　著

中国科学技术出版社
·北京·

图书在版编目（CIP）数据

全科康复医学理论与临床实践探究/赵春善著. —北京：
中国科学技术出版社，2020.9
ISBN 978-7-5046-8731-9

Ⅰ.①全… Ⅱ.①赵… Ⅲ.①康复医学 Ⅳ.①R493

中国版本图书馆 CIP 数据核字（2020）第 132101 号

选题策划	王晓义
责任编辑	罗德春
封面设计	孙雪骊
责任校对	吕传新
责任印制	徐　飞

出　　版	中国科学技术出版社
发　　行	中国科学技术出版社有限公司发行部
地　　址	北京市海淀区中关村南大街 16 号
邮　　编	100081
发行电话	010-62173865
传　　真	010-62179148
投稿电话	010-63581202
网　　址	http://www.cspbooks.com.cn

开　　本	720mm×1000mm　1/16
字　　数	210 千字
印　　张	12
版　　次	2020 年 9 月第 1 版
印　　次	2020 年 9 月第 1 次印刷
印　　刷	北京荣泰印刷有限公司
书　　号	ISBN 978-7-5046-8731-9/R·2584
定　　价	48.00 元

前　　言

当前，康复医学发展迅速，已经成为消除或减轻病、伤、残者功能障碍，提高人体功能的医学学科。康复医学与预防医学、保健医学、临床医学一起组成全面医学，被称为四大医学。康复医学从治疗与提高人体功能的角度，注重功能恢复，产生了与功能恢复相应的运动疗法、物理因子疗法等，是功能障碍的诊断、评估、治疗、训练、处理及预防的医学学科，属于现代医学范畴。

康复治疗的目的是使病、伤、残者尽可能多地恢复日常生活活动能力，同时获得学习、工作、劳动、社会生活的能力，改善生活质量和生活态度，使之能融入社会。康复医疗或康复治疗技术专业人员取得执业医师或康复技师资质后在各级公立医院或民营医院康复科工作，也可在疗养院、社区康复站、残联康复中心、残疾人用品服务站、社会福利院、儿童福利院、儿童康复中心、孤独症矫治中心等相关单位工作，以满足人们对疾病、意外伤害、手术后功能恢复的需求，促进病、伤、残者健康。全科康复医学的发展是人类医学事业发展的大趋势，也是现代科学技术进步与不断创新、发展的标志。

本书围绕全科康复医学理论与临床实践，以康复与康复医学、康复医学的构成与管理、康复医学的必要性及其与临床医学的关系为切入点，重点探讨康复评定学、康复治疗学、神经系统疾病及其临床康复、骨关节疾病及其临床康复，以及综合康复的临床实践。力求做到学术性、科学性与可读性并重。本书可供临床医护人员、保健工作者阅读、参考。

本书的撰写得到了许多专家学者的帮助和指导，在此表示诚挚的谢意。由于笔者水平有限，加之时间仓促，书中难免有疏漏之处，希望各位读者多提宝贵意见，以待进一步修改完善。

目　　录

第一章 绪 论

康复医学是应用有关功能障碍的预防、诊断、评估、治疗、训练和处理的一门医学学科。本章重点探讨康复与康复医学，康复医学的构成与管理，康复医学的必要性及其与临床医学的关系。

第一节 康复与康复医学

一、康复及其相关概念

康复的定义为"采取一切措施以减轻残疾带来的影响，并使残疾人重返社会"。康复不仅是指使残疾人适应周围环境，还包括调整周围环境和社会条件以利于残疾人重返社会。因此，康复是指综合地、协调地应用医学的、教育的、社会的、职业的各种方法，使病、伤、残者已经丧失的功能尽快地、最大可能地得到恢复和重建，使他们在体格、精神、社会和经济能力上得到尽可能的恢复，使他们重新走向生活、走向工作岗位，重返社会，提高生存质量。康复尽管无法完全消除所有的病理改变，但经过早期、系统、规范的康复治疗，仍可使个体生存达到最佳状态。[①]

康复是解决病、伤、残者功能障碍的方法。功能障碍是指身体、心理不能发挥正常的功能，可以是潜在的或现存的、可逆的或不可逆的、部分的或全部的，可以与疾病并存或为后遗症。康复以提高局部与整体功能水平为主，以整体的人为对象，即使局部或系统功能无法恢复，个体仍可以在某些功能障碍存在的情况下过着有意义、有成效的生活。康复以提高生存质量、最终融入社会为目标。

---

① 王宁华. 康复医学概论［M］. 3 版. 北京：人民卫生出版社，2018：1.

康复的相关概念有以下几个方面。

（1）医疗康复。医疗康复即利用医疗手段促进康复。医学领域内使用的一切方法都可以应用，也包括康复医学所特有的各种功能训练。

（2）教育康复。教育康复是指通过各种教育促进聋哑儿童、肢体伤残儿童等康复。对能接受普通教育的残疾人，应创造条件使其进入普通学校接受教育；对不能接受普通教育的残疾人，应开设特殊学校，如专门学校、访问学校、医学康复和教育康复相结合的学校，使其接受特殊的教育。

（3）社会康复。从社会的角度推进和保证医疗康复、教育康复、职业康复的进行，维护残疾者的尊严和公平待遇，使其适应家庭、邻里和工作环境，充分参与社会活动，包括工伤的认定和处理、社区及居室的无障碍环境设计与改造、康复器材及残疾人用品用具的配备等。

（4）职业康复。职业康复是指采取各种适当手段，帮助伤残人士恢复健康和工作能力，使其恢复正常生活能力，重返工作岗位或胜任新的工作。这对于发挥其潜能，实现人的价值和尊严，取得独立经济能力、贡献社会很有意义。职业康复包括职业评定、职业训练、选择介绍职业和就业后的随访。

二、康复医学概述

康复医学是一门具有独立的理论基础、功能测评方法、治疗技能和规范的医学应用学科，旨在加速人体伤病后的恢复进程，预防或减轻功能障碍，帮助病伤残者回归社会，提高其生存质量。它和预防医学、保健医学、临床医学并称为"四大医学"，共同组成全面医学。

（一）康复医学的对象与范围

康复医学的对象十分广泛，主要包括以下4类人群。

（1）急性伤病后及手术后患者。急性伤病及手术后患者，无论是处在早期、恢复期或是后遗症期，只要存在功能障碍，就是康复医学的对象。

（2）残疾人。包括肢体和器官等损害所引起的各类残疾者，如肢体残疾、听力残疾、言语残疾、视力残疾、精神残疾、智力残疾等。全世界残疾人约占全球人口总数的10%，多数需要康复治疗。

（3）慢性疾病患者。很多慢性疾病患者病程进展缓慢或反复发作，相应的脏器与器官出现功能障碍，而功能障碍又加重了原发病的病情，形成恶性循环。对慢性疾病患者的康复治疗既能帮助其恢复功能，同时也有助于防止原发病的进一步发展。

（4）老年人。按照自然规律，老年人的脏器与器官功能逐渐衰退，出现功能障碍，严重影响健康，需要康复医学的帮助。康复措施有助于延缓衰老过程，提高生活质量。[①]

（二）康复医学的基本目标

康复医学的基本目标是改善身心、社会、职业功能，使残疾人能在某种意义上像正常人一样过着积极的、工作性的生活。在可能的情况下，使残疾人能够生活自理、回归社会、劳动就业、经济自主。在严重残疾、残疾人高龄等不能达到上述目标的情况下，应着重提高残疾人的自理程度，保持现有功能或延缓功能衰退。

在实施康复时，常设定患者的短期目标和长期目标。实现短期目标是实现长期目标的前提和基础，若干个短期目标构成了长期目标。

（1）短期目标。短期目标是指经过康复专业人员和患者的努力，可以很快达到的具体目标。短期目标的实现通常是几天或 1 ~ 2 周。例如，长期卧床患者的短期目标可能是由卧位到坐位的体位转换。

（2）长期目标。长期目标是短期内难以达到，需要经过一段时间的积极努力才有可能达到的具体目标。例如，脑卒中偏瘫患者的长期目标可能是恢复行走功能。

（三）康复医学的基本原则

康复医学的基本原则如下。

（1）功能训练。康复医学强调恢复人体的功能活动，重视功能评估，并针对病伤残者生理、心理的功能缺陷采用多种方式进行功能训练，鼓励病伤残者主动参与康复训练，而不仅是被动地接受治疗。

（2）整体康复。康复医学将人作为一个整体来研究，注重病伤残者整体能力的康复。它以特有的团队方式对病伤残者进行多学科、多方面的综合评定和处理，对功能缺失无法或较难恢复的病伤残者进行功能重建和补偿，力争使其达到生活自理。

（3）重返社会。病、伤、残使人暂时离开社会，而康复医学的最终目的是使病伤残者通过功能与环境条件的改善，提高生活质量，重返工作、家庭和社会。

---

① 张宏. 康复医学 ［M］. 北京：中国中医药出版社，2017：2.

第二节　康复医学的构成与管理

一、康复医学的构成

康复医学的主要内容包括康复医学基础、康复评定、康复治疗、临床康复。

（一）康复医学基础和康复评定

1. 康复医学基础

康复医学是一门独立的医学分支，与其他医学分支有很多交叉与联系，同时也是应用性很强的临床学科。康复医学基础是指康复医学的理论基础，重点是与康复功能训练相关的解剖学、运动学、人体发育学、生理学、生物力学、医学心理学、医学工程学，以及一定的临床各科基本知识等。

2. 康复评定

康复评定是指在临床检查的基础上，对病、伤、残者的功能状况及其水平进行客观、定性和/或定量的描述，并对结果做出合理解释的过程，又称为功能评定。康复评定不同于临床诊断，不是寻找疾病的病因和做出诊断，而是客观准确地评定功能障碍的原因、性质、部位、范围、严重程度、发展趋势、预后和转归，目的是确定康复目标、制订治疗计划、进行疗效评价。康复评定至少应在治疗的前、中、后期各进行一次，根据评定结果制订和修改治疗计划，并对康复治疗效果和预后做出客观的评价。康复治疗应该始于评定，止于评定。康复评定主要包括运动功能评定、感觉功能评定、心理与认知功能评定、言语与吞咽功能评定、日常生活活动能力评定及神经电生理评定等。[①]

（二）康复治疗

1. 康复治疗的方法和原则

康复治疗是帮助病、伤、残者获得知识和技能，最大限度地获得躯体、

[①] 王宁华. 康复医学概论［M］. 3版. 北京：人民卫生出版社，2018：8.

精神和社会功能的一个主动的动态过程。康复治疗的主要方法包括：①减轻残疾的方法；②设计获得新的技能和决策能力，从而减少残疾影响的方法；③帮助改变环境，使残疾人适应环境，将导致残障的可能降到最低的方法。康复治疗的原则是早期介入、综合实施、循序渐进、主动参与。

2. 康复治疗的治疗手段

（1）物理治疗（PT）。物理治疗包括物理因子治疗和运动疗法。物理因子治疗是使用电、光、声、磁、水等物理因子治疗，对减轻炎症、缓解疼痛、改善肌肉瘫痪、抑制痉挛、防止瘢痕增生及促进局部血液循环等均有较好效果。运动疗法强调力的应用，是通过手法操作、医疗体操及器械锻炼等，采用主动（为主）和/或被动运动的方式达到改善或代偿躯体或脏器功能的治疗方法。运动疗法也利于预防和治疗肌肉萎缩、关节僵直、骨质疏松、局部或全身畸形等并发症，在促进功能恢复与重建的临床实际工作中的应用越来越广。

（2）作业治疗（OT）。作业治疗是指针对病、伤、残者在执行作业活动（生活、工作、劳动及文化娱乐等各种活动）时表现出来的功能障碍设计有目的的功能性活动和日常生活活动训练的治疗方法。作业治疗师在了解患者作业表现的障碍后，利用作业活动作为治疗媒介，帮助个体维持、发展或重新建立日常生活、工作、学习等功能。作业治疗还可以预防疾病、矫治残障、协助患者适应环境，进而提升其生活质量与身心健康。

（3）言语治疗（ST）。言语治疗是指针对疾病、外伤或先天缺陷导致的言语功能障碍和吞咽功能障碍通过评定给予的针对性治疗，目的是改善沟通交流能力，保障摄食安全，预防不良并发症的发生。

（4）心理治疗（PST）。心理治疗是通过观察、谈话、实验和心理测验法（智力、人格、神经心理等）对患者的心理异常进行评定，采用精神支持疗法、暗示疗法、催眠疗法、行为疗法、脱敏疗法、松弛疗法、音乐疗法和心理咨询等对患者进行治疗，使患者以积极、主动的态度参与康复治疗、家庭和社会生活。

（5）文体治疗（RT）。选择患者力所能及的一些文娱、体育活动，对患者进行功能恢复训练，一方面恢复其功能，另一方面使患者得到娱乐。

（6）中国传统医学治疗（TCMT）。中国传统医学治疗包括针灸、推拿及太极拳等传统锻炼方法等。中国传统医学治疗方法在调整机体整体功能、疼痛处理与控制、身体平衡和协调功能改善等方面具有独特的作用，综合应用中国传统医学治疗与康复训练能进一步增强患者的功能。

（7）康复护理（RN）。除一般基础护理内容外，康复护士还应该理解和熟悉康复医学的基本概念、主要内容和技能，并将其渗透到整体的护理工作中，使康复的理论和基本技术成为整体护理工作的一部分。康复护理人员是康复对象的照护者、早期康复的执行者、将康复治疗转移到日常生活中的督促者、对患者存在问题的协调者和健康教育者。康复护理特别要为患者提供良好的康复环境及有益的活动，避免并发症和继发残疾、创伤，以及利用各种条件将功能训练内容与日常生活活动相结合，提高患者的生活自理能力等。

（8）康复工程（RE）。康复工程是应用现代工程学的原理和方法，研究残疾人全面康复中的工程技术问题、残疾人的能力障碍和社会的不利条件，通过假肢、矫形器等辅助器具及环境改造等途径最大限度恢复、代偿或重建患者的躯体功能的治疗措施，是重要的康复手段之一。

（9）社会服务（SS）。在住院期间，帮助患者尽快熟悉、适应新环境，正确对待现实和未来，并寻求社会福利服务和救济部门的帮助；在治疗期间协调患者与专业组治疗人员的关系；出院前对患者提供社会康复方面的指导，如职业培训、指导再就业等。[①]

（三）临床康复

临床医学是以治疗疾病为核心，而康复医学是以改善功能为主导。临床医学与康复医学的有机结合促进了临床康复的发展，多个临床康复亚专业正在形成，如神经康复、心肺康复、疼痛康复、儿童康复等。临床各科的各系统疾病在所有阶段都可以介入康复，并且介入越早结局越好。[②]

二、康复医学的管理

（一）康复医学的主要工作方式

1. 康复医学的主要治疗团队

康复医学需要多种专业服务，采用"多专业联合作战"的方式，共同组成康复团队。团队成员包括物理治疗师、作业治疗师、言语治疗师、中医治

---

① 王刚. 社区康复学［M］. 北京：人民卫生出版社，2013：6-7.
② 王宁华. 康复医学概论［M］. 3版北京：人民卫生出版社，2018：11.

疗师、康复护士、心理治疗师、假肢与矫形器师、文体治疗师、社会工作者、职业顾问等。

2. 康复医学的工作流程

在康复医师的带领下，康复团队各专业人员对患者进行检查评定，讨论形成完整的诊疗计划，专业人员各司其职以保证诊疗计划的顺利进行；治疗中期，再召开小组会议，对计划的执行结果进行评价，并对诊疗计划进行修改、补充；阶段治疗结束后，康复团队成员应对案例进行分析归纳，为下一阶段的治疗或出院后的康复提出意见，并为今后工作生活等提供有益的建议。

（二）康复医学的过程管理

1. 康复医学的早期介入

康复医疗工作宜在伤病的早期进行。如果早期干预，许多功能障碍可以得到明显改善或完全避免。因此，康复医学应该从救治的第一阶段就开始跟进，在伤病抢救的同时配合康复医师的诊治，及时实施物理治疗、作业治疗、康复护理等。各种治疗方法负担任务的多少，可随病情变化而调整。各种康复疗法实施时并无先后顺序排列，而是并列的，甚至可以同时实施。

2. 康复医学的全程服务

康复治疗应贯穿在疾病发生、发展和恢复的全过程中。在疾病的早期，当患者的生命体征稳定后，应立即开展康复训练。在这一时期，应当用物理治疗来维持整个机体的各系统、器官等功能状态，特别要避免因卧床、制动引起的失用性改变，如失用性肌萎缩、软组织挛缩等。疾病的亚急性期和恢复期应强调系统康复，采用物理治疗、作业治疗、言语治疗、心理治疗、社会服务、就业前培训等综合方法改善机体的功能状态，增加机体的活动能力，增强交流沟通能力，改善心理状态，为重返社会做好各方面的准备。患者出院并不意味着康复的结束，康复是一个长期动态的过程，是为继续提高或保持患者的功能状态而进行的主动过程。

有些病、伤者可能只需要一段时间的康复即可恢复工作；而有些病、伤、残者虽经努力，仍不能生活自理，终身需要他人帮助。所以，各级医疗机构包括急性病医院、慢性病医院（康复医院）、社区医疗站、日间医院或护理中心等，应形成可为康复对象提供分阶段康复、全程服务及各级医院之间双向转诊服务的网络体系。这对患者、家庭、社会都十分有利。

（三）康复医学的服务方式

（1）机构康复（IBR）。康复机构包括综合医院的康复科、康复门诊、康复医院（中心）、专科康复门诊、专科康复医院及特殊的康复机构等。其特点是有较完善的康复设备；有经过正规训练的各类专业人员，有较高的专业技术水平，能解决病、伤、残者的各种康复问题。其不足是病、伤、残者必须前往这些机构方能接受康复服务。

（2）社区康复（CBR）。社区康复是指即在社区的层次上采取康复措施，这些措施是利用和依靠社区的人力资源而实施的，包括依靠有残损、残疾、残障的人员本身，以及他们的家庭和社会。社区康复计划必须包括转介服务部分，一些康复技术由上级机构指导，一些在社区难以解决的困难问题又必须向上级机构转送。社区康复是依靠社区的行政领导和群众组织，依靠社区的人力、物力、信息和技术，以简便实用的方式向残疾人提供全面康复服务。其优点是服务面广、实用易行、方便快捷、费用低，有利于残疾人回归家庭和社会，应大力推广，以解决大部分残疾人的康复问题。

（3）居家康复（HBR）。居家康复是指具有一定资质和水平的康复治疗师及相关人员，到长期卧床患者、老人、残疾人、临终患者和其他需要康复服务者家里提供康复治疗、健康宣教等服务。其不足是服务种类和内容均有一定限制。

上述 3 种康复服务方式相辅相成，互不排斥。没有良好的机构康复就难有良好的社区康复；没有良好的社区康复及居家康复，机构康复也无法解决病、伤、残者的所有康复问题。

第三节　康复医学的必要性及其与临床医学的关系

一、康复医学的必要性

（一）疾病普遍化

随着医学科学技术的进步，经抢救存活的危重症患者人数增多，有后遗症和功能障碍的患者也相应增加；随着工业和交通的发展，因事故和运动损伤等意外伤残者增多；随着医疗保健、生活水平的提高，人类寿命的延长，老年退行性疾病患者和心脑血管病等慢性病患者逐渐增多。这些变化对康复医学的要求也逐渐增加。

（二）人们健康意识的增强

随着物质文明、精神文明的提高，人们对健康的认识和重视程度不断增强。健康的概念不再是单纯的没有疾病，而是生理、心理和社会生活各方面的完美状态。人们对生活质量的要求越来越高，希望在疾病治愈后尽最大可能恢复身体、精神心理和社会生活各方面的能力，独立自主、平等地参与社会生活，实现自身价值。而这正是康复医学的基本原则和最终目标，也是生物—心理—社会医学模式的要求。

二、康复医学与临床医学的关系

（一）康复医学与临床医学的相互渗透

随着康复医学的发展，世界各国医学专家都纷纷指出康复医学与临床医学是相互结合、相互渗透、相互促进、相辅相成的关系。一方面，临床医学的发展为康复治疗提供良好的基础及可能性。随着临床医学的发展，临床及时诊治及抢救成功率的提高，慢性病患者、残疾人、老年患者逐渐增多，他们躯体的、心理的、社会的及职业的康复需求也在增加，促使了康复医学的发展；而且临床手段可以用来矫治和预防残疾，如脊髓灰质炎后遗症矫治术。另一方面，康复治疗贯穿于临床治疗的全过程，使临床医学更加完善。从临床处理的早期就要引入康复治疗、训练、护理措施，康复医学介入越早，临床治疗效果就越好，可减少后遗症的发生。把康复护理列入临床常规护理内容之一，有利于患者身心功能障碍的防治。

（二）康复医学和临床医学的区别

康复医学与临床医学在研究的对象、目的、方法和实施人员等方面均有区别，具体见表1-1。①

---

① 张宏. 康复医学［M］. 北京：中国中医药出版社，2017：2-3.

表1-1　康复医学与临床医学的区别

项目	康复医学	临床医学
对象	伤病造成的暂时或永久性的功能障碍	疾病和疾病的变化过程
目的	恢复、补偿、代偿患者丧失的功能，使其能重返社会	寻找并祛除病因，治愈疾病
方法	物理疗法、作业疗法、言语疗法等治疗手段，假肢、矫形器等辅具及必要的药物和手术治疗	药物、手术治疗
实施人员	康复团队人员	临床各科医护人员

第二章　康复评定学

康复评定学是康复医学的基石，康复评定技术是康复医师和康复治疗师必须掌握的基本技能。本章重点探讨康复评定的内涵、运动功能的评定、心肺功能评定，以及语言和吞咽功能的评定。

第一节　康复评定的内涵及过程

一、康复评定的内涵

康复评定是康复医学的重要组成部分，贯穿于康复治疗的全过程。临床各专业人员通过康复评定，便可全面、准确地掌握患者的功能障碍现状、残存功能和潜在能力，从而确定准确的康复目标和计划，保证康复工作的顺利进行。

康复评定又称为康复功能评价或评估，是指对病、残、伤者的功能状况（包括残疾的性质、程度和影响等）及潜在能力做出评估和分析，也是对患者各方面情况进行收集、量化、分析，并与功能正常的标准进行比较的全过程。康复评定贯穿于康复治疗的全过程，没有评定就无法规划治疗、评价治疗。[①]

（一）康复评定的目的

（1）收集患者基本资料。对于康复患者，首先要对患者的家庭状况、社会环境、身体功能等基本资料进行收集，初步掌握患者的功能障碍是什么。

（2）量化患者功能障碍程度，进行分析和比较。对于康复患者，一定要全面了解其身体功能，不但要确定患者的功能障碍，而且要量化其障碍的程

---

① 张丹丹，陶静，陈立典. 从中医康复发展脉络探讨时代背景对康复医学发展的影响 ［J］. 中医杂志，2019，60（14）：1176－1180.

度并与相关正常标准进行比较分析，找出差别。

（3）确定准确的康复目标，评定康复治疗效果。通过功能评价，掌握患者的功能障碍及其程度，从而为确定康复目标提供依据。一旦确定了准确的康复目标，实施一段时间的治疗后，就应对康复效果进行客观定量的评定，以确定原方案是否继续执行或予以修改。

（4）进行预后评估。通过对患者功能障碍的掌握和康复目标的预测，可给患者及其家属以心理准备，也可为患者进行社区康复治疗提供依据。此外，当患者重返社区后，要及时为患者提供残疾等级标准和健康标准。

（二）康复评定的主要内容

康复评定的内容很多，总体可分为以下3个方面。

（1）单项评定。单项评定包括对患者的感觉、步态、关节活动范围、运动功能、心理和语言功能等评定。这些内容在康复评定中应用非常广泛，在后面的章节中有详细论述。

（2）个体评定。个体评定主要是对患者日常生活活动能力的评定。

（3）全面评定。全面评定包括个体和社会功能状态的评定。

二、康复评定的实施

（一）康复评定的程序

康复评定的过程一般可分为收集资料、分析研究、确定康复目标和治疗方案3个步骤。

1. 收集资料

收集资料是了解和掌握患者功能障碍水平的过程。为了使残疾患者达到最佳康复状态，就必须认真详细地收集资料，其具体内容一般有以下几个方面。

（1）一般情况。一般情况包括姓名、性别、年龄、婚姻、住址、入院日期、诊断和主治医师等。

（2）临床资料。临床资料是与疾病有关的资料，如病历中的病史、并发症、禁忌证、治疗方法和注意事项等。

（3）日常动作。日常动作包括家务劳动、生活中的各种动作等。

（4）社会活动。社会活动分为对社会有偿或无偿的贡献性活动和各种使自己感觉愉快的消遣性活动。

（5）社会文化。社会文化包括社会环境（家庭关系、人际关系，功能障碍对家庭和社会的影响，和亲戚朋友的沟通及他们给予的帮助等）、文化环境（人生观、世界观及对疾病的态度）、物质环境（工作单位待遇、住房情况、经常所处的自然环境）。

（6）自身功能及精神状态。根据患者残疾障碍的不同，如肌力、关节活动范围，疼痛程度、平衡性和协调性、感觉认知能力、情感和思维能力、对障碍的适应和反应等，选择适当的评定方法，充分掌握患者的残存功能和在疾病中的精神状态。

2. 分析研究

分析研究是对以上收集到的资料进行分析，归纳出患者存在的主要问题及产生的原因，并与健康标准逐项对比，研究康复治疗对改善功能障碍的可能性。

3. 确定康复目标和治疗方案

各专业人员根据对患者资料的分析和评定结果拟订出治疗方案，然后在康复治疗的不同阶段适时做出调整，由此确定康复目标。康复目标分为短期目标（一般指 1~3 个月内可能解决的问题，可适时进行调整）和长期目标（治疗结束时所要达到的效果或患者重返社会所要达到的目标）。

（二）不同阶段的评定

康复评定可分为初期评定、中期评定、末期评定 3 个阶段。

（1）初期评定。初期评定即康复治疗前评定，是不同专业人员根据本专业需要而进行评价的过程。针对康复患者，首先确定存在的问题（功能障碍、残存功能、损伤程度），进而制订治疗计划和康复目标。

（2）中期评定。中期评定即康复治疗中评定，是康复治疗到一定阶段而进行的评定。可在患者住院期间或根据病情变化随时进行评定，其目的在于判定治疗效果、比较治疗方案优劣，进一步拟订新的治疗方案。

（3）末期评定。末期评定即康复治疗后评定，是康复治疗结束后对患者的一次全面评估。根据康复情况，评估患者重返社会后是否适合从事原先的工作，能否适应环境，同时让患者及其家属做好预后情况的心理准备。

（三）评定方法和注意事项

1. 评定方法

评定方法一般可分为交谈、观察和检查测定 3 种。

（1）交谈。通过与患者及其家属的交谈，可获得与康复有关的病史资料，并可进行良好的医患沟通，取得患者及其家属的密切配合，为以后的康复治疗打下基础。

（2）观察。观察可分为内心观察和外表观察。内心观察主要是根据患者的言谈举止了解患者的精神和心理；外表观察是观察患者在静止或运动时的功能障碍情况、全身状况和日常生活能力等。

（3）检查测定。由专业人员根据标准对患者的身体状况、残存功能、潜在能力进行量化测定。[1]

2. 注意事项

（1）评定前要向患者说明目的和方法，充分取得患者的配合。

（2）正确选择评定方法，保证其可信性和有效性。

（3）评定时要以患者为中心，尽量缩短时间，以免引起患者疼痛或疲劳。

（4）一般检查测定要做 3 次，最后取其平均值。

（5）为保证评定的准确性，要由一人自始至终进行评定；需要患侧与健侧对照；尽量使用科学性、可靠性高的指标或量表进行分析。

第二节   心肺功能的评定

心肺功能测定不仅对慢性心肺疾病患者的诊断、康复治疗及预后非常重要，而且也是其他残疾患者康复评估的重要内容，如高位截瘫、严重的脊柱侧弯及胸椎后凸畸形、运动神经元病、肌病等的康复评估都会不同程度地涉及心肺功能评定。

一、心功能的评定

康复医学科在临床心脏专科的检查、诊断和心功能检查（如右心功能测定、左心功能测定、肺臂循环时间测定等）基础上，侧重心功能容量的测定，主要方法为运动试验。

（一）NYHA 心功能分级

美国纽约心脏病协会（NYHA）1928 年提出的一种分级方法，主要是根

---

[1] 王玉龙. 康复功能评定学 ［M］. 3 版. 北京：人民卫生出版社，2018：12.

据患者自觉的活动能力划分为 4 级。NYHA 心功能分级简单、实用，因而一直沿用至今。Ⅰ 级：患者有心脏病，但活动量不受限制，平时一般活动不引起疲乏、心悸、呼吸困难或心绞痛。Ⅱ 级：心脏病患者的体力活动受到轻度的限制，休息时无自觉症状，但一般体力活动下可出现疲乏、心悸、呼吸困难或心绞痛。Ⅲ 级：心脏病患者体力活动明显受限，小于平时一般活动即引起上述的症状。Ⅳ 级：心脏病患者不能从事任何体力活动。休息状态下可出现症状，体力活动后加重。

1994 年，美国心脏病学会（AHA）对 NYHA 的心功能分级方案再次修订时，采用并行的 2 种分级方案。第 1 种即上述的 4 级方案；第 2 种是客观评估，即根据客观的检查手段如心电图、负荷试验、X 线、超声心动图等来评估心脏病变的严重程度，分为 A、B、C、D 4 级。A 级：无心血管疾病的客观依据；B 级：有轻度心血管疾病的客观依据；C 级：有中度心血管疾病的客观依据；D 级：有严重心血管疾病的客观依据。

（二）6 分钟步行试验

6 分钟步行试验是一种简单易行、安全、方便的评定慢性心力衰竭患者的运动耐力的方法。此方法不但能评定患者的运动耐力，还可预测患者预后。6 分钟步行距离短的和距离长的患者，在 8 个月的随诊期间，病死率分别为 10.23% 和 2.99%（$P = 0.01$）；心力衰竭患者的住院率分别为 22.16% 和 1.99%（$P < 0.0001$）。6 分钟步行距离 < 300 m，提示预后不良。其设定的标准为 6 分钟步行距离 < 150 m 为重度心力衰竭；150～450 m 为中重度心力衰竭；> 450 m 为轻度心力衰竭。

1. 6 分钟步行试验的应用范围

国际上应用 6 分钟步行试验是对中重度疾病患者的全身功能状态进行综合评价，重点是运动能力，包括心肺功能、骨骼肌肉功能、营养水平。6 分钟步行试验与运动耗氧量高度相关。

6 分钟步行试验可综合评估慢性疾病患者的运动能力。这些慢性疾病包括慢性肺部疾病，如慢性阻塞性肺疾病（COPD）、支气管哮喘、肺间质纤维化等；心血管疾病，如高血压、冠心病、心肌病、肺动脉高压、心力衰竭等；骨骼肌肉疾病。

2. 6 分钟步行试验方法

在平坦的地面画出一段长达 30.5 m 的直线距离，两端各放置一把椅子作为标志。患者在中间往返运动，速度由自己决定，在旁的检测人员每 2 min 报时一次，并记录患者可能发生的不适（气促、胸闷、胸痛）。如患者不能坚持可暂停试验或中止试验。6 分钟结束后计算其步行距离。1 级：< 300 m；2 级：300 ~ 374.9 m；3 级：375 ~ 449.5 m；4 级：>450 m。3 ~ 4 级接近正常或达到正常。

3. 6 分钟步行试验禁忌证

绝对禁忌：①不稳定型心绞痛；②急性心肌梗死。

相对禁忌：①静息状态下心率 >120 次/分钟；②收缩压 >180 mmHg，舒张压 >100 mmHg；③平时需要持续吸氧者。

二、呼吸功能评定

呼吸功能检查一般包括通气功能检查、呼吸力学检查和小气道功能检查等。呼吸功能检查当前不仅用于康复治疗中，也用于职业评定中。在进行上述检查时必须考虑两个重要影响因素。

（1）精神因素。呼吸受精神因素的影响较多。呼吸功能检查需要患者高度配合，合作程度明显影响检测结果。因此，检测必须重复多次进行，取其比较恒定的值。并且一般以 ±20% 为其正常范围。

（2）呼吸系统状态。在不同的呼吸系统状态，呼吸功能改变也较明显，例如，患者一次在呼吸道炎症情况下进行检测，一次在消除呼吸道炎症后进行检测，两次检测结果往往有较大差别。第 2 次检测到的较好的结果实际上不是呼吸功能的改善，而是消除了炎症对呼吸功能影响的结果。另外，患者一次在排痰前进行检测，另一次则在排痰后进行，排痰后检测到的较好的结果也是由于消除了痰液对呼吸功能的影响。因此，必须注意前后动态检查中基本条件的一致性。呼吸功能评定包括主观症状和客观检查两大类。

（一）呼吸功能的主观症状

通常以有无出现气短、气促症状为标准。采用 6 级制，即按日常生活中出现的气短、气促症状，分成 6 级。

0 级：虽然存在不同程度的呼吸功能减退，但活动如常人。日常生活能力不受影响，一般劳动时不出现气短、气促。

1 级：一般劳动时出现气短。

2 级：平地步行不气短，但速度较快或登楼、上坡时，同行的同龄健康人不感到气短而自己有气短。

3级：慢走不及百步出现气短。

4级：讲话或穿衣等轻微动作时有气短。

5级：静息时也有气短，无法平卧。

（二）呼吸功能的客观检查

1. 肺容量

肺容量包括潮气量、补吸气量、深吸气量、肺活量、残气量、功能残气量和肺总量等，其中以肺活量最常用。健康成人的肺活量，因性别、年龄、体型和运动锻炼的情况不同而有较大差异。一般男性高于女性，身材高大、体型肥胖者高于身材较矮、体型瘦小者；运动锻炼可使肺活量增加；成年人随年龄增加，肺活量逐渐减少。肺容量的具体检查方法有以下2种。

（1）常规肺活量测定。常规肺活量测定即在深吸气后，用大力将气吹至肺量筒内，可重复数次，取其最高值。肺活量正常值可根据身高和年龄进行推算：

男性 = ［27.63 -（0.112×年龄）］×身高（cm）

女性 = ［21.78 -（0.101×年龄）］×身高（cm）

无论肺活量的绝对值如何，重要的是观察肺活量的改变。例如，某患者的计算肺活量为4500 ml，而实际测得的肺活量为3800 ml，其值低于同年龄、同性别、同身高人群平均值的15%，但不能根据这个值较低而认为属于异常。假如患者经过治疗后肺活量增加至5000 ml，这样才可认为最初值是低的。

（2）多次肺活量测定。多次肺活量测定为每隔30 s重复检测肺活量一次，连续3～5次。正常情况下肺活量值基本不变（可有±2%的误值），或略有增加。如所测的肺活量值有下降，常提示肺功能差或呼吸肌疲劳。

虽然在很多疾病中会有肺活量减少的表现，但肺活量减少绝不是任何一种疾病的特征，且其绝对值与肺部疾患的严重情况并不完全一致。所以，肺活量测定的实用价值有限。但肺活量测量操作简便，设备价值低廉，易得到患者合作，因此仍得到广泛应用。肺活量可做半定量指标。

2. 通气量

常用指标有最大通气量（MVV，又称为最大自主通气量）和时间肺活量（FVC 或 FEV，或称为用力呼气量）。

（1）最大通气量。受检者用最大的速度与幅度用力深呼吸15 s，再用力呼出，将用力呼出的总气量乘以4，就是每分钟最大通气量。测量时呼吸运动剧烈，凡有严重心肺疾病及近期咯血的患者不宜使用，哮喘症患者也应慎用。其标准值与实测值差别很大，即使健康人也可高达30%，因此只有在很大改变时才有价值，所以通常用实测值占预计 MVV 的百分比进行评估。通气量受几个因素影响：①胸廓活动，如强直性脊椎炎、老年性肺气肿和老年性脊柱后凸时通气量减少；②呼吸肌的功能和协调性，如消瘦（呼吸肌无力）、肺气肿时通气量减少。

（2）时间肺活量。时间肺活量主要测定气道阻塞情况及呼吸肌力和协调性。患者大力地将气体呼入气量计内，这种仪器可以记录呼气总量，以秒为单位的记录装置常取第1秒的肺活量数，并以其与总容积百分比表示。健康人可以在 1 s 内呼出肺活量的 83%，2 s 呼出 94%，3 s 呼出 96%。凡第 1 秒呼出量下降，说明气道阻塞，多见于肺组织弹性丧失、支气管痉挛或狭窄。

3. 呼吸气分析

呼吸气分析是检测气体代谢的一种无创性方法。虽然影响气体代谢的因素较多，但在无内分泌疾病或严重贫血情况下主要受心肺功能的影响。当有心脏或肺部疾病时，吸氧量及与此相关的各项指标均有明显改变。世界卫生组织（WHO）将各种活动强度（包括日常生活活动）也简化为能量消耗量，即该活动占静息时每分钟、每千克体重消耗 3.5 ml 氧作为一个代谢当量（MET）的倍数来计算。因此，呼吸气分析的应用已日渐普遍。该项测定可用专门的肺功能仪进行，分别测定安静时、定量活动后及恢复期间的耗氧量，或测最大运动能力时的最大耗氧量（VO_{2max}）或测某一活动中的每分钟耗氧量（VO_2）。在测定中须同时测定心率，记录每分钟通气量（VE），然后实测得到的呼出气和大气中的氧差（$O_2D\%$）和二氧化碳差（$CO_2D\%$），推算出摄氧量（VO_2）、氧当量（$VE/O_2D\%$）、二氧化碳当量（$VE/CO_2D\%$）、氧脉搏（OP、$VO_2/$心率）、呼吸商（RQ、CO_2/O_2）、恢复商（EQ）等值。

第三节　失语症和吞咽功能的评定

一、失语症的评定

语言和言语是两个彼此不同而又紧密联系的概念。言语是口语交流的机械部分，通常指口语。语言是人类社会中客观存在的现象，是社会人们约定的符号系统。这个符号系统是以语音或字形为物质外壳（形态），以词汇为建筑材料，以语法为结构框架而构成的体系。语言以其物质化的语音或字形而能被人所感知，其词汇标示着一定的事物，其语法规则反映着人类思维的逻辑规律，因而语言是人类心理交流的重要工具。而言语则是人运用语言材料和语言规则所进行的交际活动的过程。

失语症是脑损伤引起的原已获得的语言能力的丧失或受损，表现为语言表达和理解障碍，而非发音器官功能障碍所致的语言障碍综合征。

（一）失语症的病因和分类

1. 失语症的病因

失语症常见病因有脑卒中、脑外伤、脑肿瘤、感染等。脑血管病是其最常见的病因。失语症需要与几种疾病相鉴别：①意识不清；②认知障碍；③构音障碍；④其他高级脑功能障碍，如失用症、失认症等。

2. 失语症的分类

当前还没有统一的分类方案，按照汉语失语症检查可将其分为以下几种。

第一，外侧裂周围失语综合征，包括运动性失语、感觉性失语和传导性失语。

第二，分水岭区失语综合征，包括经皮质运动性失语、感觉性失语、混合性失语。

第三，完全性失语。

第四，命名性失语。

第五，皮质下失语，包括丘脑性失语和基底节失语。①

（二）失语症的表现

1. 失语症的听觉理解障碍

失语症患者常伴有不同程度的听觉理解障碍。根据失语症的分类和程度不同，语义理解障碍及语音理解障碍为听觉理解障碍的主要表现。

（1）语义理解障碍。语义理解障碍表现为患者能够识别语音的差别但不能理解表达的意义。例如，患者能分辨衣服和毛衣的不同，但不能理解它们的意思。严重障碍的患者对日常生活相关物品及简单的问候语一般都难以理

① 王玉龙. 康复功能评定学［M］. 3 版. 北京：人民卫生出版社，2018：129.

解；轻中度障碍的患者一般可以理解常用的词，但对长句或内容复杂语句的理解会出现偏差。

（2）语音辨识障碍。语音辨识障碍表现为患者听觉与常人无异，但分辨声音存在障碍。此类患者听觉系统的测定往往正常，仅有部分患者高频听力减弱。

2. 失语症的口语表达障碍

（1）发音障碍。失语症的发音障碍与言语产生有关的周围神经肌肉结构损害时的构音障碍不同，发音错误往往多变，这种错误大多是言语失用所致。重症时仅可以发声；中度失语时可见到随意说话和有意表达的分离现象，即刻意表达明显不如随便说出，模仿语言发音不如自发语言，并且发音错误常不一致，可有韵律失调和四声错误。

（2）说话吃力。说话吃力常与发音障碍有关，表现为说话时言语不流畅，患者常伴有叹气、面部表情和身体姿势费力的表现。

（3）错语。语音错语、语义错语和新语错语为常见的错语类型。

（4）杂乱语。患者说出一些听不懂的字词或发音，杂乱而且缺少语言结构。

（5）命名障碍。患者描述相关事物时说不出正确的词。例如，苹果说成红的、好吃的。这表示患者存在语义的能力，但对字词的提取功能受损。

（6）刻板语言。刻板语言表现为患者重复地说一个单词，常出现在重症失语症患者中。

（7）持续现象。表现为患者重复前面说过的字词。例如，在患者复述出"剪刀"后让其说"椅子"，但患者依旧说"剪刀"。

（8）语法障碍。主要表现为失语法症，话语中缺乏功能词，口语表达中名词与动词的堆砌现象等。

（9）言语的流畅程度。根据患者的言语流畅程度，将失语症患者分为感觉性失语及运动性失语。

（10）复述。复述障碍表现为患者不能复述出检查者所说的字、词、句。复述功能的保留与否可以作为判断病变部位在语言中心还是经皮质区的依据之一。经皮质型失语症患者的复述功能均有一定程度的保留。[1]

① 王小丽，崔刚，李玲. 失语症康复的发展：理论与实践［J］. 中国康复医学杂志，2019，34（5）：595－601.

3. 失读症和书写障碍

（1）失读症。失读症是大脑受损引起的阅读及文字理解障碍，主要有3种表现：①形、音、义失读；②形、音失读；③形、义失读。

（2）书写障碍。书写不仅涉及语言本身，还需要听觉、运动觉、视空间能力等的参与。所以，如果要确认患者书写障碍是否为失语症导致的，需进行相关评估。评估内容包括分类书写、看图书写、写句、描述书写、听写和抄写。失语症的书写障碍常见于以下几种。

第一，不能书写。患者完全无法将字写出或只能简单写几笔，构不成字形。

第二，构字障碍。患者在书写时随意添加或减少笔画，或者仅能写出与原字较为相近的字。

第三，镜像书写。这种书写方式常出现在用左手写字的右侧偏瘫的患者身上，指的是患者书写笔画正确，但是方向相反，最后呈现出和镜中相反的字。

第四，书写过多。患者书写的过程中掺杂进不相关的字、词、句。

第五，惰性书写。患者按治疗师要求写出一些字后，即使要求其写其他内容，患者仍重复刚才的字。

第六，象形书写。无法写字，只能用图片表达。

第七，错误语法。患者书写句子时出现语法错误。[①]

（三）失语症的评定内容

失语症评定的目的是判定有无失语症，了解患者失语症的类型、轻重程度，了解患者残存的交流能力，为确定治疗目标和选择合适的治疗方案提供客观依据。当前较为常用的评定方法是波士顿诊断性失语症检查（BDAE）、西方失语症成套检查（WAB）及汉语失语症检查法。

1. BDAE 和 WAB 测验

（1）BDAE 测验。BDAE 测验是一种广泛应用于英语系国家的失语症测试方法。BDAE 测验内容包括五大部分：交谈能力、听觉理解、口语表达、阅读理解及书写能力。

（2）WAB 测试。WAB 的基本结构和 BDAE 相似，但相对简短。WAB 利

---

① 李胜利. 语言治疗学［M］. 2 版. 北京：人民卫生出版社，2013：79.

用 4 个大项测验将失语症分为 8 个类型。4 个大项测验依照难易程度又分为几个小项。

第一，自发性语言。以患者回答问题及看图说话 2 项分测验的流畅度和内容进行定量分析及评分。

第二，口语理解能力。口语理解能力含 3 项分测验，分别为是非问句、视听辨认、连续指令。

第三，复读能力。要求患者复读由 1 个字到 10 个字的句子共 15 题。

第四，命名能力。共有 4 个小项测试：叫出实物或图片的名称，1 min 内说出动物的名称，谚语或俗语接龙，简答题。

这 4 个大项测验用固定的分值来评估失语症整体的严重程度。除口语谚语的评估之外，WAB 也有操作部分，包含阅读、书写、失用、画图、计算等测验，更全面地评估患者书写语言及和语言相关的认知能力。

2. 汉语失语症检查

由于中西方语言特点不同，应用国外的检测方法时有些项目是无法进行的，即西方失语症评估方法无法准确表现汉语的特点。北京医科大学及中国科学院神经语言学研究人员以 WAB 为模型，参考 BDAE，编制了一套符合汉语认知特点，更贴合汉语失语症特点，可以用于汉语失语症治疗和评定的方法——汉语失语症检查，测试包含听说读写 4 个部分及相关的失用症，以及计算、构图能力。

（1）口语表达包括回答问题、主体性言语表达、看图说话。

（2）口语理解包括听名指物、执行口语指令。

（3）言语复述。

（4）命名包括词命名、系列命名及回答问题。

（5）阅读和阅读理解包括朗读、听字指字、字与图相配、执行书面语指令、以选择题回答书面问题。

（6）书写包括书写姓名和地址、抄写、系列书写、听写、看图写字词、写病情。

（7）脸部、上肢及复杂动作的执行、模仿、实物操作。

（8）计算能力。简单的数字加减乘除计算各 3 题。

（四）失语症的诊断鉴别

（1）言语的流畅度。确定患者言语的流畅度是失语症鉴别的第 1 步。失语症依据言语流畅度分为流利性失语及非流利性失语。流利性失语包括感觉性失语、经皮质感觉性失语、命名性失语及传导性失语。非流利性失语包括运动性失语、经皮质运动性失语、经皮质混合性失语及完全性失语。

（2）口语的听觉理解。确定患者对口语的听觉理解是失语症鉴别的第2步。评估内容为理解单词、句子和执行口头指令的能力。根据患者回答词句的正确性与完成指令情况将流利性失语与非流利性失语分类。

（3）复述。确定患者复述词句的能力是失语症鉴别的第3步。评估内容为复述名词、动名词、短句及长句。根据患者复述的能力将其分类。

二、吞咽功能的评定

吞咽障碍是指各种原因所致的食物不能经过口腔、咽部、食管进入胃部的情况，主要表现为吞咽困难，吞咽时呛咳，一口食物分多次咽下，咽部存在异物感而引起进食障碍和发音困难等。

（1）病理性吞咽障碍。各种原因引起咽部通道结构病理性变化，导致食物通过时受到阻碍。

（2）精神性吞咽障碍。又称为功能性吞咽障碍，患者的吞咽功能没有异常，但是由于各种精神因素，患者害怕和恐惧吞咽，拒绝吃任何食物。

（3）神经性吞咽障碍。神经系统的疾病引发的与吞咽功能有关的肌群无力，甚至瘫痪导致的吞咽障碍。脑卒中患者常出现延髓麻痹引发的吞咽困难。

（一）正常吞咽的生理运动和必要条件

1. 正常吞咽的生理运动

（1）口腔准备期。口中搅拌及咀嚼食物，并将食物黏稠度降低至适当的程度。患者要有食物接近嘴唇并要放入口中的感觉。要确保食物不掉出嘴外，嘴唇需要维持闭合的能力。舌头与牙齿将食物咀嚼搅拌成为食团，同时控制食团不被向后推送。

（2）口腔期。舌头将食团向后推送到咽部。患者的舌头会沿着中线向后滚动并伴随抬高的动作将食团推送至咽部。两侧面颊的肌肉收缩会形成负压帮助食团后移，并防止食物掉入侧沟内。

（3）咽部期。吞咽被启动，食团移动至咽下。食团达到口咽部刺激到咽部吞咽感受器时，延髓会启动吞咽运动。一般诱发点在软腭与会厌软骨之间的前咽门弓处。吞咽时会产生一系列的生理活动，软腭上提后缩以阻止异物进入呼吸道，真声带、假声带和会厌关闭能减少食团进入气管的风险，环咽肌开放，食管打开允许食团的进入，舌根与食管形成一个倾斜的坡道将食团运送至咽部，之后舌根后缩与咽后壁接触吞咽食团，食团通过咽部收缩肌群的运动从上到下通过咽部。

（4）食管期。食团进入食管，食管产生从上而下的蠕动波，持续地推送食团通过食管，直到食团接触下食道括约肌，食团进入胃部。正常的食管通过时间为 8～20 s。

2. 正常吞咽的必要条件

正常吞咽的必要条件是：①口腔推送食物的能力；②呼吸道的闭合；③上食道括约肌的打开；④舌根与咽壁产生足够的下压力挤压食团经过咽部。

（二）吞咽功能康复评定内容及方法

临床一般情况评定内容包括患者意识状况及患者个人吞咽异常的自我感觉描述，如吞咽困难的持续时间、频率，加重和缓解的原因，继发症状，既往史相关情况和以往的吞咽检查情况，目前的进食方式和类型。

1. 口腔功能评定

口腔功能检查应观察唇部闭合能力，舌部的运动力量，味觉和口腔感觉、咀嚼能力；观察发音时双侧软腭的对称及上抬情况，恶心反射检查（用压舌板按压舌部诱发），恶心反射与吞咽障碍并不一一对应，恶心反射消失者可以没有吞咽障碍。

（1）检查口腔构造。检查口腔构造应当细心观察唇部构造，硬腭构造（高度和宽度），软腭和悬雍垂体积，后咽壁、前后咽门弓的完整性，舌部外形，以及下颌前方和侧方的颊沟是否正常。口腔中是否有结痂处，或者颈部构造有没有不对称，也要仔细检查。

（2）口腔动作控制检查。检查说话时、反射动作时及吞咽时唇部、舌部、软腭及咽壁的动作范围和速度。

（3）自发性张嘴的能力。对头部受伤或有严重神经损伤的患者，自发性张嘴动作显得很困难，需要花上 3～5 min。这类患者在临床检查时，施以口腔动作刺激会有正面效果，包括控制口腔的训练。

（4）确认最佳口腔感觉刺激和食团种类。临床检查时，治疗师可以用纱布卷在弯曲的一次性塑料吸管外层，给予患者不同种类的口腔刺激。治疗师通过采用多种口味、温度和质地混合刺激，找出最能引发咀嚼和口腔吞咽的刺激组合。

（5）确认吞咽失用症及其代偿行为。临床上吞咽失用症患者，在没有任何有关进食和吞咽的口语指示时，吞咽正常，当不发一语地将盛着食物的盘子送到这种患者面前，患者会拿起叉子或汤勺正常进食，但无法按照口令做出相应的吞咽动作。

（6）确认口腔异常反射及其代偿行为。有些神经疾病的患者，会出现异常口腔反射。

（7）双唇功能。检查双唇功能时，治疗师可以让患者尽量展唇、圆唇。快速交替这两个动作约 10 s。

（8）咀嚼功能。治疗师要观察患者在不同的头部姿势中，下颌因搅拌食物移动时，唇部维持闭合的能力。

（9）舌头功能。需分别评估舌头前伸或后缩的能力。在舌头前伸检查中，要求患者：①尽量把舌头伸出来，再尽量缩回去；②用舌头分别轻触两边的嘴角，并快速地左右交替；③假设两侧颊沟积满食物，用舌头将它们清干净；④张大嘴巴，将舌尖抬到前齿龈，并在维持张嘴的情况下，舌尖快速交替上抬和放下的动作。

（10）口腔感觉检测。口腔感觉检测即轻触口腔各个位置，检查口腔中哪一个区域敏感度变弱。

2. 吞咽的功能评定

（1）吞唾液测试。主要用于吞咽障碍的筛查。患者采取放松体位，检查者将手指放于患者的喉结和舌骨部位。让患者做迅速反复吞咽唾液的动作，观察 30 s 内完成的次数和活动范围。健康成人至少完成 5~8 次。

（2）洼田饮水试验。患者采取坐位进行测试，给予患者 30 ml 水让其喝下。通过了解饮水的过程和呛咳情况进行评估。

（3）简易吞咽激发试验。将 0.4 ml 蒸馏水注射到患者咽部上部，观察患者的吞咽反射和注射后到发生反射所需要的时间，如果超过 3 s，则视为不正常。该试验不需要患者的主动配合，因此临床上用于卧床不起者。

（4）摄食—吞咽过程评定。通过了解患者意识情况，进食情况，唇、舌、面部的运动，食团运送的情况，吞咽时有无咳呛、残留等相关内容来观察和评定摄食—吞咽过程各阶段的问题。

3. 特殊检查评定

各种医疗仪器方便临床医师更详细地了解吞咽的生理构造和发病机制，

从而准确地区分不能经口进食的患者，并通过采取适当的治疗方式，减少患者的并发症，改善预后情况。

（1）电视喉内镜的检查。电视喉内镜检查主要用于观察口腔和咽部的解剖构造，以及吞咽前、吞咽后的咽部和喉部等。用电视喉内镜检查录像后，可以很好地观察咽部的解剖图像，包括软腭、会厌、呼吸道梨状窝等的相对关系及运动情况。同时，可以通过电视喉内镜了解患者呼吸道关闭的能力，从而为治疗策略的选择提供依据。电视喉内镜还可以作为一种生物反馈装置，帮助患者控制自己的喉部动作，加强喉部的运动能力。

（2）电视荧光摄影（改良钡剂试验）。电视荧光摄影被认为是检查吞咽功能最好的方法，是吞咽检查的"金标准"。通过不同位置的成像，医师可以对吞咽过程的不同阶段进行观察，观察吞咽时口腔、咽腔和食管的动作及食团运送的能力。电视荧光摄影是临床诊断与评估不可或缺的手段，它可以提供很多必要的信息。

（3）肌电图。肌电图可以记录吞咽时特定肌肉收缩的时间节点及相对强度的信息。一般有表面肌电图及针极肌电图。表面肌电图是将采集电极贴于喉部皮肤以采集吞咽活动肌群的生物电信号。表面肌电图的优点在于可以无创地记录生物电活动，并鉴别吞咽功能障碍的原因是肌源性还是神经源性，同时还能利用肌电反馈技术对患者进行吞咽训练。针极肌电图主要研究吞咽时肌肉的功能和活动情况，比较不同动作产生电位的差别。

（4）咽部压力计测量法。咽部压力计测量是通过在喉部放置实心的传感器来反映吞咽时快速的压力变化。一般有3个传感器附着于似鼻胃管的管子上，分别放置于舌根、上食管括约肌（环咽肌）和食管上。咽部压力计测量法可与电视荧光摄影相结合观察环咽肌开启或放松的情况。测压检查是现阶段唯一能定量检查咽部及食管力量的方式。采集数据后再由计算机进行分析，可得到环咽肌静息情况下的压力及时间。

（5）超声检查。通过超声探头观察舌头的功能，测量口腔期、咽部期口咽软组织的结构或动力及舌骨的动作进行定性分析。其优点在于它是一种无创性和无辐射的检查，并且超声波仪器可在床边进行检查。但缺乏完整而标准的检查法和对环咽肌的观察效果不佳，故在临床上的应用有限。

第三章　康复治疗学

康复治疗学是在对患者进行评定的基础上，根据患者的具体情况，设定相应的康复治疗目标与治疗计划，使康复治疗的实施更具目的性和方向性。本章重点探讨康复治疗目标与计划、康复治疗的运动疗法、康复治疗的物理因子疗法。

第一节　康复治疗目标与计划

康复治疗能够最大限度地促使患者功能恢复，缩短治疗时间，提高生活水平，改善生活质量，使其尽早回归家庭和社会，减轻家庭和社会的负担。康复治疗目标与治疗计划，从总体来说可分为成人神经康复、小儿脑性瘫痪康复和骨关节康复治疗。

一、成人神经康复治疗目标与计划

（一）成人神经康复治疗目标

（1）软瘫期。维持患者生命体征的平稳，预防呼吸道感染、压疮及深静脉血栓等并发症的发生；预防肌肉萎缩、关节挛缩等并发症的发生，为以后的系统康复打下基础；维持心肺及循环功能，促进器官功能的恢复，为以后肢体功能的康复做好准备。

（2）痉挛期。通过抗痉挛的姿势体位来预防痉挛和控制异常运动，促进肢体分离运动的出现。利用各种有效的方法恢复和提高患者肢体的肌张力，诱发其肢体的主动运动，鼓励有能力的患者在床上进行主动运动。

（3）恢复期。尽快恢复患者生活自理能力，显著提高患者的生活质量，促使其能早日回归家庭和社会。①

（二）成人神经康复治疗计划

1. 保持良肢位

良肢位即抗痉挛的体位。除进行康复治疗训练外，患者其余时间均应保持偏瘫肢体的良肢位。平卧位和患侧卧位时，应使肘关节伸展，腕关节背屈；健侧卧位时，肩关节屈曲约90°，肘关节伸展，手握毛巾卷，保持腕关节的背屈。

2. 被动活动

被动活动的动作应轻柔，避免引起疼痛或加剧疼痛。可让患者健肢带动患肢做上举运动，也可在无痛范围内做前臂旋前旋后和腕关节的屈伸活动等，以保持患肢关节的正常活动范围；预防肩 – 手综合征的发生，可减轻患者的痛苦和经济负担；坐轮椅时，应确保患肢不垂于轮椅一侧，可将手置于轮椅扶手上或轮椅桌板上；应尽量避免在患手输液。

3. 主动活动

尽量让患者做肌肉主动收缩的运动，减轻患者肢体的水肿。可让患者在患肢上举位时，进行手指的自主抓握、抓握木棒及拧毛巾等训练，提高患者上肢的关节活动范围，改善其上肢的灵活性；在床上进行翻身和桥式运动及四肢关节运动的训练，为站立和步行打下良好的基础；当患侧负重良好后，进行迈步训练，纠正异常步态。

4. 言语和吞咽训练

（1）言语训练。对存在言语障碍的患者，应进行言语训练。可从简单的数字、短语开始，逐步过渡到简单的和复杂的语句。鼓励家属经常与其进行语言交流，逐步提高患者的语言表达能力。

（2）吞咽训练。对存在吞咽障碍的患者，应及时进行吞咽训练。根据患者的具体情况，采用相应的吞咽治疗方法。

此外，对存在其他功能障碍的患者，治疗师可根据患者的病情，采用相应的治疗方法。②

---

① 燕铁斌，尹安春. 康复护理学 ［M］. 4 版. 北京：人民卫生出版社，2017：185 – 188.
② 郝晶. 实用临床康复治疗学（下）［M］. 长春：吉林科学技术出版社，2016：304 – 305.

二、小儿脑性瘫痪康复治疗目标与计划

（一）小儿脑性瘫痪康复治疗目标

利用各种有益的手段，对脑性瘫痪患儿进行全面的、多样化的康复治疗和训练，促使其在运动能力、智力、语言能力和社会适应能力等方面得到最大限度的改善，充分发挥残存功能，最大限度地提高他们的日常生活、心理适应、社会交往及将来接受教育的能力，改善其生活质量。

（二）小儿脑性瘫痪康复治疗计划

（1）婴儿期。重点围绕婴儿身心发育的全面促进，正常运动功能的建立及异常运动模式的抑制开展康复治疗。康复治疗多以神经发育学技术、联合反应、感觉运动与感觉整合技术为主。

（2）幼儿期。此期诊断已经明确，患儿在智力、语言、思维和社交能力发育日渐加快的同时，呈现出运动发育的未成熟性，运动发育与精神发育、粗大运动与精细运动发育及各种功能发育的不均衡性。这一阶段康复治疗的重点应围绕上述特点开展，同时注重心理及社会功能发育在康复中的作用和影响。

（3）学龄前期。此期脑性瘫痪患儿具备了一定程度的主动运动能力，活动范围和种类扩大，开始主动控制自身的运动和姿势以适应环境。患儿主动学习能力增强，对技巧性和操作性的运动具备了一定程度的学习能力。诱导及主动运动训练、引导式教育，为入学做准备，是此期康复治疗的重要目标。

（4）学龄期。此期康复治疗重心应为指导患儿学习使用辅助用具，增强其自理能力和学校学习能力等。此期的主要目标是适应学校的环境，应以学会独立和自我处理需求问题为主。

（5）青春期。脑性瘫痪患儿肌肉骨骼的继发性损伤多见于青春期，应根据具体情况采用辅助用具或手术治疗。根据脑性瘫痪类型和严重程度及有无并发症，提高患者日常生活活动能力及职业能力，逐渐扩大患者的社会交往范围，使其将已获得的功能泛化至日常生活、社交及适当的工作中。[①]

---

① 杜佳音，范艳萍，李鑫，等. 自制脑性瘫痪儿童下肢康复器的研制及临床效果 [J]. 中国康复理论与实践，2017，23（4）：430－432.

三、骨关节康复治疗目标与计划

（1）骨关节康复治疗目标。

第一，急性期。预防并发症，包括皮肤、肺部及泌尿道感染，肢体水肿，骨筋膜室综合征及下肢静脉栓塞等；控制炎症的扩散，减少肢体水肿的发生，减轻疼痛；预防和控制感染的扩散。

第二，恢复期。增强肌力，改善关节活动范围和步态及关节的灵活性，提高日常生活活动能力，改善患者的生活质量，尽可能使其早日回归家庭和社会。

（2）骨关节康复治疗计划。

第一，鼓励患者减少卧床时间，逐渐增强日常活动能力；为避免直立性低血压，鼓励患者坐起。

第二，增强床上活动能力、下床后的移动能力；于伤口肿胀、疼痛或运动后实施冰敷。

第二节　康复治疗的运动疗法

物理治疗（PT）是应用力、电、光、声、水和温度等物理因子来治疗患者疾病的一大类方法。物理治疗学是研究如何通过各种类型物理因子（功能训练、手法治疗、电、光、声、磁、冷、热、水、力等）来提高人体健康，预防和治疗疾病，恢复、改善或重建躯体功能的一种专门学科，是康复治疗学五大支柱之一，是康复医学的重要内容。

运动疗法是运动在医学中的应用。运动疗法是根据疾病特点和患者功能情况，以运动学、生物力学、神经发育学和神经生理学为基础，以改善躯体、生理、心理和精神的功能障碍为主要目标，主要利用力学因素（作用力和反作用力为主要因子），徒手或借助器械进行运动训练，以防治疾病、促进身心功能恢复的治疗方法。运动疗法是物理治疗的重要组成部分。

一、运动疗法的肌力与肌耐力训练

肌力是指肌肉收缩时能产生的最大力。肌力的大小主要取决以下 4 个因素：①肌肉的收缩方式及收缩的速度。肌肉收缩方式不同，产生的力也不同，如向心性收缩和离心性收缩所产生的肌力即不同。②关节角度的影响。关节在不同的角度产生的肌力不同。等长运动时能发出最大肌力的角度通常为该关节正常运动范围的中间 1/3 区间。③年龄和性别。男性比女性肌力大。女性肌力为男性的 67%，尤其以握力和垂直跳的力量最为明显。女性的握力为男性的 60%，垂直跳的肌爆发力约为男性的 65%。肌力与年龄也有关系，肌力在 20 岁之前是渐增的，20 岁之后则将随着年龄的增大而逐渐下降。④心理因素。肌力易受心理因素的影响。在暗示、大声命令及积极的训练目的时，受检者所发挥的肌力比自主最大肌力大 20% ~ 30%。

　　肌耐力是指有关肌肉持续进行某项特定任务（作业）的能力，其大小可以用从开始收缩一直到出现疲劳时已收缩了的总次数或所经历的时间来衡量。肌耐力的大小受 4 个因素的影响：①肌纤维的类型；②肌红蛋白的储备；③酶的作用及肌力的大小等；④肌耐力与所进行的运动强度也有一定的关系，即运动强度越大，肌耐力就越小。

　　增强肌力和增强肌耐力的训练有许多共同点，所以可统称为力量练习。力量练习常用于训练肌力低下的患者，包括因伤病固定肢体或长期卧床、活动少所致的失用性肌萎缩和骨关节及周围神经损伤所致的肌肉软弱或轻瘫，通过特定的训练，增强患者肌力和肌耐力，从而恢复其运动功能。[1]

　　（一）肌力训练

　　1. 肌力下降的原因

　　（1）年龄增长。20 岁之后随年龄的增大，肌力将逐渐下降，下肢较上肢下降更快。有关年龄增长导致肌力下降的现象很多，如股四头肌肌力早期即有下降。这与体重有关，如果体重较重，则需经常大力收缩肌肉来支撑体重。

　　（2）失用性肌萎缩。肌肉萎缩是肌原纤维减少而导致的肌纤维萎缩，主要原因有失用性肌萎缩、去神经性肌肉萎缩、缺血性肌肉萎缩。制动及无功能状态所产生的以生理功能衰弱为主要特征的综合征，主要表现为失用性肌萎缩，如心血管疾病后保持静息而导致运动减少所产生的一系列障碍。在完全卧床休息的情况下，肌力每周减少 10% ~ 15%，即每天减少 1% ~ 3%；如卧床休息 3 ~ 5 周，肌力即可减少一半。肌肉出现的失用性萎缩，在股四头肌、踝背伸肌尤为明显，肌肉容积缩小，肌肉松弛，肌力、耐力下降，但通

① 　纪树荣. 运动疗法技术学［M］. 2 版. 北京：华夏出版社，2011：97 – 99.

过适当的运动训练，肌肉的容积可复原。此外，由于长期卧床制动，关节韧带得不到牵拉而自动缩短，以及关节周围肌肉失去弹性，形成继发于肌肉萎缩的关节挛缩畸形。常见的有手指屈肌挛缩性短缩、足下垂合并足内翻等。

（3）脑血管病、脑性瘫痪、小脑障碍等中枢神经障碍导致的偏瘫或四肢瘫痪等。由于卧床时间较长，不活动或较少活动，患者肌力明显下降；而脑卒中患者发病初期的迟缓阶段即表现为患侧明显的肌肉松弛、肌力下降。

（4）肌原性疾病。肌原性肌力下降主要是由肌营养不良、多发性肌炎等疾病所致。进行性肌营养性不良主要表现为四肢近端与躯干的肌力下降与肌肉萎缩。多发性肌炎出现肌力下降的部位主要为四肢近端肌群、颈屈曲肌群、咽喉肌群等。

2. 肌力训练与肌耐力训练的原理

（1）肌肉收缩的主要形式。

第一，等长或静力收缩。等长或静力收缩是指肌肉收缩时，肌肉起止点之间的距离无变化，其肌纤维长度基本不变，不发生关节运动，但肌张力明显增高。在日常工作和生活中，等长收缩常用于维持特定体位和姿势。在运动中，等长收缩是增强肌力的有效方法。具体的方法是：指示患者用全力或接近全力使肌肉收缩，维持 3~10 s（一般持续 6 s），训练中要注意取容易用力的体位，如肘关节成90°，最容易用上力。等长运动不受环境限制，简单易行，是有效增强肌力的训练方法，特别是用于骨折、关节炎或疼痛关节不能活动的情况下进行的肌力增强训练，以延缓和减轻肌肉的失用性萎缩。

第二，等张或动力收缩。等张或动力收缩是指在有阻力的情况下进行肌肉收缩，收缩过程中肌张力基本保持不变，但肌长度发生变化，产生关节运动。根据肌肉起止部位的活动方向，可分为向心性收缩和离心性收缩。

①向心性收缩。当肌肉收缩时，肌肉的起点与止点之间距离缩短，这种收缩的运动学功能是加速。肌肉在做动力性收缩时，肌张力事实上并未保持不变，而是随肌长度改变而改变的，因此当前已不用"等张"一词。

②离心性收缩。当肌肉收缩时，肌肉的起点与止点之间的距离逐渐加大，其主要作用是使动作的快慢或肢体落下的速度得到控制，其运动学功能是减速。

（2）训练时负荷量的增加形式。训练的目的不同，负荷量的大小不同。当训练的目的为增强肌力时，应加大负荷量，加快运动速度，即缩短训练的时间；而以增强耐力为目的时，则应相对减少负荷量，增加重复次数，延长训练的时间。

3. 肌力训练方法

（1）肌力训练原则。为达到增强肌力的目的，训练时应遵循以下训练原则。①阻力原则：由于肌力与肌肉收缩时张力有关，为增加肌力，肌肉收缩时必须负重或抗阻，以使所收缩肌肉的张力水平增加。②超常负荷原则：根据所训练肌肉现有的肌力水平，所给的负荷阻力应略高于现有的能力，即超常负荷。肌力增加，心血管系统产生相应反应，肌肉耐力和爆发力也相应增加。故制订运动处方时，应考虑强度、时间、频率、间期及肌肉收缩的方式。③肌肉收缩的疲劳度原则：训练时应使肌肉感到疲劳但不应过度。

（2）训练的具体方法。根据肌肉评估的水平，分别采用以下几种运动方法。

第一，辅助主动运动。辅助主动运动是指在外力的辅助下通过患者主动收缩肌肉来完成的运动或动作。辅助力量由治疗师、患者的健肢提供，也可利用器械、引力或水的浮力来帮助完成动作。其适应证是肌力较弱尚不能独自主动完成运动的部位，也就是当肌力恢复到 2 级时，应开始进行此类运动，以逐步增强肌力。在训练时要随着肌力的恢复不断地改变辅助的方法和辅助量。训练方法主要有：①徒手辅助主动运动；②悬吊辅助主动运动；③滑面上辅助主动运动；④滑车重锤的主动运动；⑤浮力辅助主动运动。

第二，主动运动。主动运动是指患者主动以肌肉收缩形式完成的运动。运动时既不需要助力，也不用克服外来阻力。其适应证为肌力达到 3 级以上的患者。此外，对于运动的速度、次数、间期等，要根据患者的实际情况给予适当的指导。训练方法：取正确的体位和姿势，将肢体置于抗重力位，防止代偿运动。

第三，抗阻力主动运动。抗阻力主动运动是指在肌肉收缩过程中，需要克服外来阻力才能完成的运动，是最常用到的训练方法。适应证为肌力已达 4 级或 5 级，能克服重力和外来阻力完成关节活动的患者。其方法与辅助主动运动的形式相同，如利用徒手、滑车、重物、摩擦力、流体阻力等，但作用的方向相反。训练方法主要有：①徒手抗阻力主动运动；②加重物抗阻力主动运动；③重锤与滑车抗阻力主动运动；④弹簧抗阻力主动运动；⑤摩擦阻力抗阻力主动运动；⑥水抗阻力主动运动。

（3）注意事项。在进行肌力与肌耐力训练时应注意：①选择适当的训练方法；②调节合适的阻力；③增加负荷训练时注意避免长时间的憋气；④掌握适宜的运动量；⑤固定正确的姿势及体位；⑥在肌力的强化训练中应防止出现代偿运动；⑦注意心血管反应；⑧治疗前需对患者进行讲解和鼓励；⑨做好正确详细的训练记录。

（二）肌耐力训练

人体运动需要能量，如果能量主要来源于细胞内的有氧代谢，即称为有氧运动，如慢跑；若能量主要来自无氧酵解，则称为无氧运动，如快速跳绳 1 min 等。很多运动没有特别的界限，可能同一项运动在不同阶段，性质也不一样。例如，长跑是有氧运动，但短距离冲刺时，则属于无氧运动。可以依据心率简单区分两者，心率保持在 150 次/分钟以内的运动量为有氧运动，因为此时血液可以供给心肌足够的氧气。

耐力训练又称为有氧运动。耐力是指持续运动的能力。增强耐力的训练可分为增强某些肌肉耐力和增强整个机体耐力的训练。增强肌肉耐力的训练方法与肌力训练类似，只是肌肉每一次收缩所对抗的阻力适当减小，而重复次数相应增加，训练时间相应延长。这种训练方法可使肌肉持续运动的能力增强，但肌肉收缩的爆发力、肌肉容积增长不明显。

增强整个机体耐力的训练是指全身大肌群参加的以发展体力为主的一种持续性、周期性运动，其能量代谢以有氧代谢为主，如散步、慢跑、骑自行车、游泳及各类无身体直接对抗的球类运动等。这种运动的特点是训练需持续一定时间，保持一定强度（中等强度），多属周期性、节律性的运动项目，对增强心血管和呼吸功能及改善新陈代谢有良好作用，常用于一般健身及心血管、呼吸、代谢性疾病等患者的康复。

（三）肌力和肌耐力训练的临床应用

任何训练都应符合患者需要，并应模拟功能活动。各种训练方法之间可相互影响，如向心性训练也可改善离心性功能，肌力训练也可中度改善耐力。不同训练部位也有交叉作用，一侧肢体进行肌力训练，对侧未训练的肢体的肌力也有相应提高。所以在患肢不允许做肌力训练时，应对健肢进行训练。

肌肉收缩时抗阻有利于增加肌力。阻力的大小应根据患者现状、疼痛程度、体力水平而定，一般遵循渐进抗阻原则，主要应用于等张训练。

肌力训练要点：①肌力训练应按助力活动、主动活动、抗阻活动的顺序逐步进行。当肌力为 1～2 级时，一般选择助力性活动；当肌力达到 3 级时，让患肢独立完成全范围关节活动；肌力达到 4 级时，按渐进抗阻原则进行肌力训练。②肌力训练后应观察患者全身心血管反应及局部有无不适。如有酸痛情况时，可给予热敷或按摩等，以利于消除训练后的局部疲劳；如疼痛显著，应及时调整次日训练量。

二、运动疗法的关节活动范围（ROM）训练

正常各关节的屈伸和旋转均有一定的角度范围，此范围又称关节活动度。关节活动范围训练是指利用各种方法以维持和恢复因组织粘连或肌痉挛等多种因素引起的各种关节功能障碍的运动疗法技术，有主动和被动之分。肌肉无自主收缩、在外力作用下达到的关节活动范围是被动关节活动范围；由肌肉自主收缩产生的关节活动范围是主动关节活动范围。关节在人体运动中起着"轴"的作用，因而关节活动范围的维持和改善是运动功能恢复的前提和关键，是恢复肌力、耐力、协调性、平衡等运动要素的基础，也是进行日常生活活动训练、运动训练、职业训练及使用各种矫形器、假肢、轮椅的必需条件。

（一）关节活动范围下降的主要原因

导致关节活动范围下降的因素很多，关节部位发生病变、损伤，长期卧床或长期保持某一体位静止不动等均可引起关节囊水肿、增生、结缔组织变性而变厚、缩短，使关节挛缩，关节滑液分泌减少，造成软骨营养障碍、滑囊粘连闭合甚至消失，进而使关节周围组织粘连，关节活动范围降低。除此之外，关节外部的因素，如皮肤瘢痕挛缩、肌肉痉挛、骨性强直及骨质增生，也会影响关节的活动范围。

为准确判定关节活动范围是否下降，需要清楚正常关节活动范围的限制因素。这些因素主要包括骨性限制、软组织的限制、肌肉的张力及神经支配等。很多因素可以影响关节活动范围。

（1）关节周围软组织挛缩。关节囊外软组织挛缩可导致关节活动受限，影响关节的主动运动范围。临床中常见关节长期制动、卧床、创伤、烫伤等造成肌肉皮肤短缩，形成瘢痕而导致挛缩。

（2）神经性肌肉痉挛。①反射性挛缩：为了减轻疼痛，长时间地将肢体置于某一种强制体位造成的挛缩；②痉挛性挛缩：中枢神经系统原因造成的痉挛性疾病，肌张力亢进造成的痉挛性挛缩；③失神经支配性挛缩：因末梢

神经疾病，肌肉失去神经支配所致的迟缓性瘫痪造成的挛缩。由于肌张力低下，患者身体在有重力、阻力的情况下不能完成某种动作，这将影响关节的主动运动，不能达到全关节活动范围。

（3）粘连组织形成。发生于关节内、关节周围软组织的粘连及引起该关节活动的主要肌肉的粘连。例如，关节组织受损后，大量的浆液纤维组织渗出，局部出现胶原纤维，导致粘连形成；关节活动少、不充分，使韧带、肌腱等被胶液粘在一起，一旦形成组织粘连，将影响关节的活动范围。同样，关节周围组织烧伤、烫伤后形成的瘢痕也将与皮肤组织粘连，降低关节的活动范围，影响关节的主动、被动运动。因此，应在不加重患者的损伤及不引起难以忍受的疼痛的条件下，尽早做轻柔的关节被动或主动活动，维持关节周围组织的灵活性，防止粘连的发生，以缩短功能恢复的时间，增大关节活动范围。

（4）关节内异物。关节外伤后，关节腔内纤维软骨撕裂，使关节内产生异物，造成关节活动受限。

（5）关节疾患。类风湿性关节炎、关节僵硬、异位骨化、骨性关节炎等，也将影响关节的活动范围。

（6）疼痛/保护性肌挛缩。关节损伤后，患者由于疼痛或为了防止进一步的损伤而常常减少关节局部的活动。疼痛还常引发保护性痉挛，其后会产生继发性粘连和挛缩。这些将影响关节的主动运动，偶尔也会影响被动运动。

（7）关节长时间制动。关节周围的结缔组织是由网硬蛋白和胶原组成，这是一种疏松的网状组织，关节损伤后制动将使胶原纤维和网硬蛋白沉积，形成致密的网状结构。受伤后的关节固定 2 周就会导致结缔组织纤维融合，使关节运动受限。

（二）关节活动范围的训练方法

关节活动范围的训练有多种分类方法。按照运动力量来源分类，有主动运动、被动运动；按照运动的连续与否分类，有连续运动与间断运动；按照是否需要借助器械分类，有自体运动与器械运动等。但无论采用何种方式，这些训练方法都是以维持正常或改善现有关节活动范围和防止关节挛缩、变形为目的。

1. 关节活动范围训练的被动运动

被动运动指在人力或器械的辅助下，不需要患者用力，肌肉不收缩，肢体处于放松状态，完全由外力完成的整个关节活动过程。其目的是通过适当的关节被动活动，保持肌肉的生理长度和张力，保持关节的正常活动范围。被动活动对恢复关节正常的活动范围有较大的帮助，是维持关节正常形态和功能不可缺少的方法之一，特别是对有轻度关节粘连或肌痉挛的患者，进行关节的被动活动训练是必要的。肌肉瘫痪的患者在神经功能恢复前应及早进行关节的被动活动，达到维持关节正常活动范围的目的。具体操作时，治疗师需根据正常人体各个关节的可活动范围进行。具体到肩关节，则需进行前屈、后伸、内旋、外旋、内收、外展的全范围被动活动。操作中用力应均匀，动作应缓慢，达到最大可活动范围时稍加停顿，反复数遍。

（1）被动运动的注意事项。在进行关节被动运动时要注意以下原则。

第一，对于因伤病而暂时不能活动的关节，要在不引起病情、疼痛加重的情况下尽早地进行关节的被动活动，活动范围应尽可能接近正常活动的最大限度。

第二，关节活动范围的维持训练应该包括身体的各个关节；每天必须进行全方位范围的关节的被动活动（如肘关节屈曲、伸展，肩关节的屈曲、伸展、内收、外展、外旋和内旋等）。

第三，必须熟悉、掌握关节解剖学结构、关节的运动方向、运动平面及各个关节活动范围的正常值等。

第四，每次活动时只活动一个关节，固定的位置尽量接近关节的中心部位。

第五，对于跨越两个关节的肌群，应在完成每个关节的活动后，再对该肌群进行牵张。

第六，对于那些活动受限的关节或长期处于内收、屈曲位的关节，要多做被动牵拉运动，如牵拉跟腱维持踝关节的背屈活动，对屈曲的肘关节做伸展活动等。

第七，患者的体位应舒适，被固定的部位要稳定、牢固。

第八，在关节的被动活动之前，要对患者做好解释工作，以得到患者的配合。

第九，在运动某一关节时，要给予该关节一定的牵拉力，这样可减轻关节面之间的摩擦力，使训练容易进行，并能保护关节，防止关节面挤压。

（2）持续被动活动（CPM）。持续被动活动是关节被动活动的一种。持续被动活动是针对间断活动而言的，即被动活动在设计好的活动范围内、在一定时间内不间断地进行。因为活动是被动的，活动过程中不会产生肌肉疲劳。通过持续的被动活动促进循环，改善关节营养状况，减少渗出，减轻伤口肿胀，促进伤口愈合，促进关节软骨的愈合和再生，快速恢复关节活动范围。持续的被动活动在术后可立即用于患肢，术后当天可根据情况在20°～30°活动，以后活动范围可视病情改善程度每日或每次训练时进行调整，逐步增大活动范围。

2. 关节活动范围训练的主动关节活动

主动关节活动范围是由肌肉自主收缩产生的关节活动范围。主动关节活动通常与肌力训练同时进行。治疗前根据关节活动范围评价结果决定是否做主动活动或被动活动。治疗中患者应置于正确体位，提供必要的稳定与支撑；每次每个关节做平滑而有节律的活动5～10次，或酌情重复；活动可按运动平面进行（冠状面、矢状面、水平面），也可按复合平面或功能模式进行。

3. 关节活动范围训练的牵张技术

牵张技术也称为牵伸技术，或牵拉技术，是指采用拉长挛缩或短缩软组织，使关节周围挛缩的软组织松弛的一种牵拉矫正方法。这种方法常常利用治疗师的手法、训练器具或患者自身的重量、体位等方法进行牵张。其目的主要为改善或重新获得关节周围软组织的伸展性，降低肌张力，增加或恢复关节的活动范围，防止发生不可逆的组织挛缩，预防或降低躯体在活动或从事某项运动时出现的肌肉、肌腱损伤。特别是对已经有轻度关节粘连或肌痉挛的患者，牵伸下的被动活动训练非常有利于改善关节活动范围。根据牵伸力量来源、牵伸方式和持续时间，可以把牵伸分为以下2种。

（1）外力牵张。外力牵张具体包括：①利用患者自身重量的方法；②利用重物重量的方法；③利用体位的方法；④治疗师徒手治疗方法；⑤利用器械的方法；⑥利用拮抗肌收缩的方法。

（2）自我牵张训练。自我牵张训练具体包括：①髋膝关节屈曲动作的自我牵拉方法；②髋关节外展外旋动作的自我牵张方法；③踝关节背屈动作的自我牵张方法；④腘绳肌的自我牵张方法。

关节活动范围训练的牵张技术需要注意：①牵伸前先评估患者；②患者尽量保持在舒适、放松的体位；③牵伸力量的方向应与肌肉紧张或挛缩的方向相反；④避免过度牵伸长时间制动或不活动的组织、肿胀的组织或肌力较弱的肌肉；⑤当挛缩或缩短的组织具有维持关节的稳定性或使肌肉保持一定力量、增加功能活动的作用时，牵伸应慎重；⑥实施时应坚持每日至少1次，合并有痉挛及容易引起关节挛缩时应每日数次。

4. 关节活动范围训练的持续关节功能牵引

持续关节功能牵引属于牵引疗法的一种，可以用于改善关节活动范围。它是一种通过持续牵引松解关节周围的粘连组织，但不破坏其组织弹性，以增强关节活动范围的方法。对已出现短缩的肌肉和活动范围出现受限的关节，如及早进行关节功能位的持续牵引，常可使功能尽快恢复。本疗法禁忌证为骨折未愈合、关节内或周围有炎症、关节在进行牵引或肌肉延长时有锐痛的感觉及严重的骨质疏松。

（1）持续关节功能牵引的实施方法：①手法牵引；②利用重锤滑车等方法做较长时间的牵引；③利用骨科治疗床，自行设计牵引方法。

（2）实施关节功能牵引时应注意：①牵引的力量要稳定而柔和，并应持续一定的时间（一般 5 min 内）；②要根据患者的忍受程度调整牵引的强度；③牵引的作用点要准确地落在被牵拉组织张力最大处；④要在患者关节肌肉完全松弛的状态下进行；⑤在患者热敷完关节后或水疗后进行关节的牵引效果更好；⑥牵引正常的感觉应该是患者除了一时性压痛感不应再有任何其他不舒服的感觉。如果肌肉关节疼痛或酸麻感持续 24 h 以上，表明牵引的力量过大，应让患者休息或减少负荷。

5. 关节松动技术

关节松动技术是指治疗师在关节活动允许范围内完成的一种针对性很强的手法操作技术。具体应用时常利用关节的生理运动和附属运动作为治疗手段，通过徒手的被动运动，采用较大振幅、低速度的手法，使活动受限的关节副运动（或称为关节间隙运动）恢复到正常的生理状态，从而改善关节运动障碍。

（1）关节松动技术的原理与作用。关节松动技术是建立在关节运动的解剖基础之上的。

第一，根据关节运动轴心数量或自由度大小的分型：①单轴关节：只有一个自由度，只能绕一个运动轴在一个平面上运动。②双轴关节：有 2 个自由度，可围绕 2 个互相垂直的运动轴并在两个平面上运动。③三轴关节：有 3 个自由度，即可在 3 个互相垂直的运动轴上，做屈伸、内收、外展、旋转、环转等多方向的运动。

第二，根据关节运动的种类，具体包括：①摆动：指骨骼力臂的动作，包括屈曲、伸直、外展、内收及旋转。动作的范围大小可以用量角器测量，称为关节活动范围。②关节面之间的运动：这些运动可以使骨骼在摆动时达到较大的角度。③组合运动：特点是关节面越吻合，关节在运动时滑移动作越多。关节面越不吻合，关节在运动时产生的转动越多。肌肉主动收缩移动骨骼时，某些肌肉将导致或控制关节面产生滑移的动作。④旋转：是指一骨骼在另一骨骼上旋转，其特点是骨骼沿一静止的机械轴做旋转。骨骼在旋转时，其运动的骨骼面上的同一点将画出一个圆弧。在关节内，旋转很少单独发生，多半与转动及滑移一起发生。如肩关节屈曲及伸展、髋关节屈曲及伸展，肱桡关节旋前及旋后。

关节松动术类似于我国传统医学中的手法治疗（推拿或按摩技术），但在理论体系、手法操作及临床应用中，两者均有较大的区别。关节松动术的主要作用：①恢复关节内结构的正常位置或无痛性位置，从而恢复无痛、全范围的关节运动；②关节固定时间过长时，会导致关节软骨萎缩，关节松动术可使滑膜液流动而刺激生物活动，提供并改善软骨的营养；③关节固定后，关节内纤维组织增生，关节内粘连，韧带及关节囊挛缩，而关节松动术可维持关节及其周围组织的延展性和韧性；④关节受伤或退化后本体感觉反馈将减弱，从而影响到机体的平衡反应，而关节活动可为中枢神经系统提供有关姿势动作的感觉信息。关节松动术不能改变疾病本身的进展，如类风湿性关节炎或受伤后炎症期。在患有这些疾病的情况下，治疗目的一是减轻疼痛，二是维持可用的关节内活动并减少因活动限制所造成的不良结果。

（2）关节松动术的适应证及禁忌证。

第一，适应证。任何力学因素（非神经性）引起的关节功能障碍，包括关节疼痛、肌肉紧张或痉挛、可逆性关节活动范围降低、进行性关节活动受限、功能性关节制动等。对进行性关节活动受限和功能性关节制动，关节松动术的作用主要是维持现有的活动范围，延缓病情发展，预防因不活动引起的并发症。最佳适应证是关节附属运动丧失继发形成的关节囊、韧带疾病等。

第二，禁忌证。关节活动已经过度，外伤或疾病引起的关节肿胀、渗出，关节的炎症，未愈合的骨折，韧带紧缩或粘连。

（3）关节松动术的操作手法。其操作手法分为4级。Ⅰ级：治疗师在关节活动的起始端，小范围、节律性地来回推动关节；Ⅱ级：治疗师在关节活动允许范围内，大范围、节律性地来回推动关节，但不接触关节活动的起始端和终末端；Ⅲ级：治疗师在关节活动允许范围内，大范围、节律性地来回推动关节，每次均接触到关节活动的终末端，并能感觉到关节周围软组织的紧张；Ⅳ级：治疗师在关节活动的终末端，小范围、节律性地来回推动关节，每次均接触到关节活动的终末端，并能感觉到关节周围软组织的紧张。

上述4级手法中，Ⅰ、Ⅱ级用于治疗疼痛引起的关节活动受限；Ⅲ级用于治疗关节疼痛并伴有僵硬；Ⅳ级用于治疗周围组织粘连、挛缩而引起的关节活动受限。手法分级范围随着关节可活动范围的大小而变化，当关节活动范围减少时，分级范围相应减小；当治疗后关节活动范围改善时，分级范围也相应增大。

（三）关节活动范围训练要点

在掌握好每种疗法的适应证与禁忌证的基础上，还需要注意以下几点。

（1）注意观察。活动前后观察患者的一般情况，注意重要体征、皮温、颜色、关节活动范围的变化、有无疼痛等。

（2）酌情调整。运动出现疼痛时，酌情调整运动范围并记录治疗效果，改进训练方法。

（3）搞好宣教。实施关节松动术及软组织牵伸前，应向患者进行宣教。宣教内容包括本项训练的重要性、心理护理等，使患者做好治疗前的心理准备。

（4）对症处理。特别是关节松动术实施中，可能会加重疼痛，实施后也会有一过性疼痛加重的现象。此时，可酌情给予镇痛药物，或给予局部物理治疗以缓解疼痛。

（5）做好准备。帮助患者做好治疗部位的准备，如局部创面的处理，矫形器、假肢的处置。

三、运动疗法的协调训练

协调功能主要协调各组肌群的收缩与放松。动作过程是否准确流畅取决于各种肌肉在速度、幅度和力量等方面的密切协调，同时体现神经系统在不同时间内对各组肌肉运动单位的动员数目和冲动频率的控制作用。协调功能与平衡功能不同，必须集中注意力，且在多种感受器的共同参与下完成。

协调性训练是以发展神经肌肉协调能力为目的的练习，常用于神经系统和运动系统疾病的患者。它是利用残存部分的感觉系统以视觉、听觉和触觉来管理自主运动，其本质在于集中注意力，进行反复正确的练习。协调性障碍包括深感觉性、小脑性、前庭迷路性及大脑性运动失调，帕金森病及不自主运动所致的协调性障碍。

常见的协调功能障碍主要有前庭性、感觉性、小脑性共济失调。协调功能障碍的表现：①辨距不良；②动作分解；③轮替动作失调。

（一）协调训练基本原理

控制和协调能力两者密不可分，但并不完全相同。控制和协调能力练习的目的是形成感觉印象和运动程序，两者存储于大脑中，进而产生动作。当中枢神经系统受损时，可通过未受损神经元的侧枝生长，或者其他神经元或神经通路的替代，在受损区域外的其他地方重新形成感觉印象和运动程序。当中枢神经系统未受损，而下运动神经元或软组织疾病导致运动障碍时，通过练习可重新启用正常情况下被抑制的神经通路。学习控制和协调能力最主要的是重复；如果一种动作重复得足够多，这种过程将被学会并储存，并且在不断重复的过程中，完成这种动作所花费的精力会越来越少。

（二）协调训练要点、方法及应用范围

1. 协调训练要点

一定要结合所要完成的具体练习任务，采取单个动作练习或相关动作组合练习：①可指导患者利用一些生活动作来辅助强化协调动作，如可采用作业疗法、竞赛等趣味性方法进行训练；②操练时切忌过分用力，以避免兴奋扩散，因为兴奋扩散往往会加重不协调。

2. 协调训练方法

协调训练是让患者在意识控制下，训练其在神经系统中形成预编程序，自动的、多块肌群协调运动的记忆印迹，从而使患者能够再现多块肌肉协调、主动运动形式的能力，而且比单块肌肉自主控制所产生的动作更迅速、更精确、更有力。协调训练习已广泛用于深部感觉障碍，小脑性、前庭迷路性和大脑性运动失调，以及一系列不自主运动所致的协调运动障碍。协调训练的基础是利用残存部分的感觉系统以视觉、听觉和触觉来管理自主运动，其本质在于集中注意力，进行反复正确的练习。主要方法是在不同体位下分别进行肢体、躯干、手、足协调的活动训练，反复强化练习。可以采用单块肌肉训练法或多块肌肉协调动作的训练。

总之，协调训练的方法要适合患者现有功能水平。训练顺序是先易后难，先卧位、坐位，再立位；先单个肢体、一侧肢体（多先做健侧或残疾较轻的一侧），再双侧肢体同时运动；先做双侧对称性运动，再做不对称性运动；先缓慢，后快速；先睁眼做，再闭眼做。上肢着重训练动作的准确性、节奏性与反应的速度，下肢着重训练正确的步态。

3. 协调训练的临床应用范围

协调训练的临床应用范围包括：①大脑性、小脑性、前庭迷路性、深感觉性协调运动障碍，帕金森病和不自主运动等疾病；②上运动神经元疾病及损伤引起的偏瘫、截瘫和四肢瘫痪；③下运动神经元疾病及损伤（多发性神经炎、脊髓灰质炎等）引起的运动及协调运动障碍；④运动系统伤病患者。

四、运动疗法的平衡训练

平衡是指人体所处的一种相对稳定状态。平衡能力是人体在静止、运动或受到外界干扰的时候，能够自动地调节以维持这种稳定性的能力。平衡训练是指改善人体平衡功能为目的的康复性训练，用以锻炼本体感受器、刺激姿势反射，适用于治疗神经系统、前庭器官或肌肉骨骼病变所致的平衡功能障碍。通常采取在平衡板、平衡木或窄道上步行、身体移位运动、平衡运动等方式进行练习。训练内容主要包括静态平衡（即在安静坐或立位状态下能以单侧及双侧负重而保持平衡）及动态平衡（包括自动动态平衡、他动动态平衡）。自动动态平衡是指患者取坐位或立位时，自主改变重心的平衡功能；他动动态平衡是指患者在外力破坏其平衡的情况下，仍能恢复平衡。

（一）平衡功能障碍的主要原因

导致平衡功能障碍的原因很多，大体可分为三大类。

（1）中枢性平衡障碍。如脑损伤、脊髓损伤、视觉障碍、前庭系统障碍、本体感觉障碍、精细触觉障碍、肌张力障碍、感觉输入障碍、交互支配或交互抑制障碍等神经系统整合作用障碍。

（2）周围性平衡障碍。包括肌力与耐力障碍（躯干肌、上肢肌、下肢肌）；关节的灵活性和软组织的柔韧度下降（关节挛缩、肌腱短缩、关节强直、关节软组织粘连、关节脱位、下肢骨折、关节疼痛、关节变形、异位骨化等）。

（3）颈椎性平衡障碍。颈椎在人体调节平衡功能中也起着至关重要的作用。当存在颈椎病时，颈椎活动范围下降，人体姿势调节出现障碍，特别是脊髓型颈椎病患者，存在步态异常及感觉障碍等，都可引发平衡功能障碍。

（二）平衡训练的原则和训练方法

1. 平衡训练的原则

平衡训练原则包括：①支撑面积由大变小；②从静态平衡到动态平衡；③身体重心由低向高；④从自我保持平衡到破坏平衡时维持平衡；⑤注意力从集中到不集中；⑥从睁眼到闭眼。

2. 平衡训练方法

（1）训练顺序：①坐位（长坐位→端坐位）→手膝位→爬行位→双膝跪位→单膝跪位→立位→行走；②最稳定体位→最不稳定体位；③支撑面积：大→小；④身体重心：低→高；⑤静态→动态；⑥睁眼→闭眼；⑦有头颈参与→无头颈参与。

（2）平衡训练要点：①训练时要求患者放松，消除紧张及恐惧心理；②训练必须由易到难，注意保护，并逐步减少保护；③训练时所取的体位应由最稳定的体位，逐渐过渡到最不稳定的体位；④身体的重心由低到高；⑤由注意保持平衡到不注意也能保持平衡，由睁眼训练保持平衡过渡到闭眼的平衡训练。

（3）训练方法适应证及禁忌证。

适应证包括神经系统及前庭系统引起的平衡障碍。

禁忌证包括重度痉挛，伴有高血压、冠心病；严重认知损害而不能理解训练目的和技能；骨折、关节脱位未愈；严重疼痛或肌力、肌张力异常而不能维持特定级别平衡。

3. 平衡训练临床应用中的注意事项

（1）训练过程中认真做好评定工作。训练中尽可能利用姿势镜、口令提醒患者，注意利用姿势反射，可在臀下垫一小枕头来矫正平衡。训练前，首先进行髋、膝关节的牵伸训练。

（2）充分理解训练的原理和方法，根据情况选择和设计合适的治疗方案和方法，要能够不违背原则而又不拘一格。

（3）训练过程中注意安全保护。

（4）配合其他治疗方法，如物理因子治疗、作业疗法等。

五、运动疗法的体位转换训练

体位转移是指人体从一种姿势转移到另一种姿势的过程，包括卧位的翻身训练（仰卧位与侧卧位的相互转换）、由卧位到坐位的转换、由坐位到立位的转换及轮椅与床、轮椅与坐便器之间的转移等。

（一）体位转换训练的原理与分类

1. 体位转换训练的原理

（1）遵循中脑水平的迷路翻正反射、颈翻正反射、腰翻正反射的发生顺序，进行卧位翻身训练。

（2）应用躯体生物力学的原理进行转换训练。①尽可能在较大支撑面上进行操作（支撑面也称为基面，是指支撑一件物体的底部平面，支撑面越大，物体就越稳定）。②搬移时尽可能维持人体重心线于基面范围内（物体的重心是物体的平衡点，人体的重心位于第 2 腰椎，重心线垂直穿过重心点；当身体继续前屈时，重心线向前移动，重心线落在基面以外，会造成不稳定姿势，若以这种方法扶起患者对双方都有危险）。③治疗师自身保护：首先，双脚分别向前后及外侧分开，屈曲膝部，维持重心线于基面范围内，以避免腰背损伤并可保持平衡，用这种姿势转换患者较为容易；其次，被转换的患者与治疗师的身体一起转换时，利用股四头肌的伸膝力量而不是单纯地靠腰背肌力量站起来；最后，在转换过程中保持腰背挺直而屈膝蹲下，这种方法可避免治疗师扭伤腰背，从而保护自己。

2. 体位转换训练的分类

（1）主动体位转移。主动体位转移是指患者不需要任何外力帮助，能够按照自己的意志和生活活动的需要，或者根据治疗、护理及康复的要求，通过自己的能力转换移动，使身体达到并保持一定的姿势和位置。

（2）助动体位转移。助动体位转移是指患者在外力协助下，通过患者主动努力而完成体位转变的动作，并保持身体的姿势和位置。

（3）被动体位转移。被动体位转移是指患者依赖外力搬运变换体位，并利用支撑物保持身体的姿势和位置。

（二）适应证与禁忌证

1. 适应证

（1）辅助转换训练的适应证。脊髓损伤、脑血管意外、脑外伤等上运动神经元损伤后，肢体部分或完全瘫痪，完成转换动作相关的主要关键肌肉的肌力低于 2 级，无法完成独立转换和生活不能自理的情况。

（2）独立转换训练的适应证。脊髓损伤、脑血管意外、脑外伤、脊髓灰质炎等上运动神经元损伤后，肢体部分或完全瘫痪，完成转换动作相关的主要关键肌肉的肌力达到 2～3 级的情况。这时患者要求恢复独立转换能力和提高生活自理能力。

2. 禁忌证

（1）辅助转换训练的禁忌证。合并其他情况，如骨折未愈合、关节不稳或脱位、骨关节肿瘤、重要脏器衰竭、严重感染和其他危重情况等。

（2）独立转换训练的禁忌证。合并较为严重的认知功能障碍而不能配合训练的情况。其余同辅助的转换训练禁忌证。

（三）体位转移方法与注意事项

1. 体位转移的方法

（1）训练方法。①各种体位下的训练，均应先由治疗师辅助患者练习，然后鼓励患者自己练习；②训练顺序均应按照转动头—转动上半身—转动下半身的顺序进行训练。

（2）训练要点。体位转换训练要点：①每次训练时仅给予最小辅助，并依次减少辅助量，最终使患者独立翻身；②向患者分步解释动作顺序及要求，以取得患者主动配合。

仰卧位—侧卧位的翻身训练要点：①治疗师辅助下仰卧位向侧卧位的翻身训练：患者仰卧，治疗师跪或坐于患者要转向的一侧，先转动患者的头部，使其面向治疗师，再转动其上肢及上半身，然后转动其下半身及下肢；再帮助患者转向另一侧。②独立的仰卧位向侧卧位翻身训练：患者先将头转向要翻的一侧，再将对侧的上下肢跨到要翻的一侧，然后转身翻过去。

2. 体位转移注意事项

体位转移注意事项：①根据需要，选择适当体位及转移的方式、方法、范围等；②转移前，向患者和家属说明转移的要求和目的，取得患者和家属的理解和配合；③转移中，应做到动作协调轻稳，不可拖拉，并鼓励患者尽可能发挥自己的残存能力，同时给予必要的指导和协助；④转移后，确保患者舒适、稳定和安全，并保持肢体的功能位；⑤尽量让患者独立完成体位转移，被动转移应作为最后选择的转移方法；⑥残疾较重和认知障碍患者，不要勉强进行独立转移活动；⑦转移距离过远时，难以依靠一个人的帮助完成；转移频繁时，可使用升降机。

六、运动疗法的易化技术

易化技术又称为神经发育疗法、神经生理疗法、促进技术或促通技术。这是一大类根据神经生理与神经发育的规律，应用促进或抑制方法改善脑损伤者功能障碍的系列康复技术，主要适用于偏瘫、脑性瘫痪患者及神经精神发育迟缓者等。

（一）易化技术的原理

人类神经功能发育的自然规律是从低级逐步向高级发展的，因而中枢神经有低级中枢神经及高级中枢神经。一些早期发育形成的原始反射活动，如吸吮反射、抓握反射、站立反射等，在高级神经中枢发育完善后被控制和抑制。而一旦高级神经中枢受到损害，其对低级神经中枢的抑制减弱或丧失，低级神经中枢重新兴奋活跃而再现上述原始反射，出现各种神经系统阳性体征。神经肌肉易化技术的发展归功于 20 世纪 40 年代基础医学特别是神经发育学、神经生理学研究的深入，加速了对脑损伤后运动控制障碍治疗技术和方法的临床研究。其典型代表为博巴斯（Bobath）技术、鲁德（Rood）技术、布伦斯特伦（Brunnstrom）技术等，它遵从人类神经发育规律和神经生理特点，采用促进和抑制方法来改善中枢神经系统损害所造成的功能障碍。可以说，易化技术是利用各种方式刺激运动通路上的神经元，调节其兴奋性，以获得正确的运动控制能力的一类康复治疗方法。

易化技术的共同理论基础是中枢神经系统具有可塑性，即大脑在损伤后可以自行调整以代偿损伤的功能。易化技术就是要调动这种"人体的潜能"，由各种感觉（输入）来重新建立大脑中枢的兴奋区域，继而反馈性地调整或重建运动功能（输出）。

（二）易化技术的常用方法

1. Bobath 技术

Bobath 是一种主要治疗偏瘫患者和脑性瘫痪患儿的训练方法，其基本点是通过抑制不正常的姿势、病理反射或运动模式，尽可能地诱发出正常的运动，以及改善和恢复对运动的控制，逐步体验正常运动模式，达到提高患者日常生活动作能力的目的。其主要技术要点如下。

（1）反射性抑制体位摆放。中枢神经系统受损后，患者肢体痉挛状态以屈肌和伸肌共同模式出现。在康复早期应把患者体位放置于反射性抑制体位。

反射性抑制体位是抑制肌张力和姿势的一种有效方法。偏瘫患者仰卧呈良姿位，上肢肩胛带应处于下降外展位置，肩关节外展、外旋，肘关节伸展，伸腕，手指外展，下肢髋关节处于微屈曲、内旋，膝关节微屈曲，足背屈。肩和髋是相反模式，肩外旋和髋内旋。坐位时头部保持直立位，躯干直立，双手互握置于体前，双腿微分开，双足足尖向上放置于床上。

（2）Bobath 式握手。让患者双掌心相对、十指交叉相握，患侧拇指在健侧拇指上方。其目的是防止前臂旋前，使屈曲的拇指有较大外展，并促进伸腕伸指。

（3）Bobath 技术的控制关键点。关键点是指人体某些特定部位，这些部位对身体其他部位或肢体的肌张力具有重要影响。治疗中通过手法操作来抑制异常姿势反射和肌张力，引出或促进正常肌张力、姿势反射和平衡反应。对关键点的控制是 Bobath 手法操作的核心。它是 Bobath 专为改变患者异常运动模式、降低痉挛、引导患者所需活动的操纵部位。中部关键点包括头部、躯干、胸骨中下段，近端关键点如上肢肩峰、下肢髂前上棘，远端关键点如上肢拇指等。

Bobath 技术操作时应按照运动发育顺序训练。根据人体的正常发育过程，由头到脚，由近端到远端。先从运动控制中心点（躯干）缓解肌张力开始，然后遵循上肢由肩到手，下肢由髋到足的顺序缓解痉挛。躯干肌痉挛缓解具体操作方法：通过被动牵拉患侧躯干，被动做躯干的屈曲伸展和旋转动作。

（4）Bobath 技术的反射性抑制。反射性抑制是抑制肌张力和姿势的一种有效方法，常用反射性抑制模式如下。

第一，头过伸位可降低屈肌张力，增加伸肌张力；头过屈位可降低伸肌张力，增加屈肌张力。

第二，肢体内旋可抑制伸展，肢体外旋可抑制屈曲；上臂（肩）水平外展或斜向伸展可抑制颈、前臂和手的屈曲；将上臂高举过头，可易化髋和躯干的伸展。屈髋、屈膝同时外展髋关节可抑制躯干、头和四肢的伸肌张力。

第三，平衡反应。平衡反应是维持全身平衡的重要反应。当人体突然受到外界刺激发生重心变化，四肢和躯干会自发出现使身体恢复原来稳定状态的动作。

第四，调整反应。调整反应属于静态反应，是人体偏离正常姿势时会自发地出现恢复正常姿势的动作，即头部对躯干位置、四肢对躯干位置等恢复到正常的一系列反应。

第五，视觉翻正反应。利用视觉纠正异常姿势，保持正常体位。

第六，迷路翻正反应。身体倾斜时，头部自动保持独立垂直位。

第七，感觉刺激。利用感觉刺激治疗有感觉障碍的患者，以调整肌肉紧张度。基本内容是触觉和本体感刺激。①加压或负重：用以诱发和增强姿势性张力，增加患者对患肢感知及肢体稳定性，但痉挛患者不宜。②放置及保持：将肢体放置在一定位置上控制平衡，停留一段时间，如取仰卧位让患者抬高患侧下肢至40°，停止片刻再继续重复。③叩打：用力叩打可增强肌张力，叩打对改善坐位、站立平衡也具有一定作用。④轻推：压迫性轻推，向不同方向推拉身体或交替轻推使患者改变姿势、变换重心，提高自主运动的准确性和稳定性，用以增加肌张力。抑制性轻推可激活由痉挛拮抗肌交互抑制所造成的肌无力。

2. Brunnstrom 技术

Brunnstrom 技术是对偏瘫患者的运动功能长时间临床观察总结并提出的方法。该方法集中在脑卒中后偏瘫的评定和治疗上，尤其以评定方法最为著名。Brunnstrom 偏瘫恢复六阶段理论被广泛应用且指导脑卒中康复临床工作。Brunnstrom 技术认为，中枢神经系统损伤后失去对正常运动的控制能力，出现的肢体共同运动、原始姿势反射和联合反应可看作是个体发育早期的正常过程或作为疾病正常恢复顺序的一部分并加以利用，故主张早期利用异常运动模式诱发出肢体运动反应。当痉挛发生后再诱导患者逐步脱离异常运动模式向正常复杂的运动模式发展，从而达到自主运动的目的。Bobath 技术认为脑卒中后出现刻板共同运动和联合反应都是异常运动模式，应设法抑制和避免，而 Brunnstrom 技术则认为这些动作在运动发育早期是正常存在的。这些运动模式是正常自主运动恢复之前的必经阶段，故应在恢复早期（Ⅰ~Ⅲ期）帮助患者去控制和利用这些模式以获得一些运动反应，然后逐渐修正回归到正常运动模式。

Brunnstrom 技术的基本要点及训练方法（以上肢为例）如下。

（1）Ⅰ~Ⅱ期。该阶段是肌迟缓向痉挛增强状态的过渡阶段。发病2周出现痉挛和共同运动，此阶段主要是促进产生或利用共同运动，直到控制部分共同运动。早期也可适当运用联合反应诱发患肢的兴奋性，提高肌肉紧张度，通过对健侧肢体活动施加阻力引起患肢联合反应。Ⅰ~Ⅱ期训练包括：①患者仰卧，健侧上肢伸直，用力前屈抵抗物理治疗师施加的阻力，通过联合反应即可引出患肢共同运动；②通过轻叩上中斜方肌、菱形肌和肱二头肌引出屈肌共同运动；轻叩三角肌，牵拉前臂肌群引出伸肌共同运动。

（2）Ⅲ期。该阶段上下肢痉挛程度到达高峰。应重点加强肩和肘功能训练，尤其是学会控制肢体屈伸共同运动促进伸肘。Ⅲ期训练包括：①利用紧张性腰反射，躯干转向健侧，健肘屈曲，患肘伸直。②诱导患者分离运动，将肢体屈伸共同运动与功能活动结合起来。例如，当训练偏瘫患侧肩关节做屈曲动作时，患者通常以屈曲痉挛模式来完成。因此，治疗师在训练中不应该立即或同时打破所有的痉挛模式，而是利用一部分肘关节和手的模式先诱导患侧肩关节部分地脱离痉挛。如让患者屈曲肩关节同时，努力将患手接触自己嘴唇或放置于对肩的部位，这样患者将动作与日常生活动作结合起来完成上肢屈曲，并使肩关节运动也部分脱离痉挛模式（肩关节屈曲外展外旋）。主动运动控制能力加强，分离运动充分后，再自由控制单个或多个关节正常自主运动。③双侧抗阻划船训练。它利用了来自健侧肢体和躯干的本体冲动的促进效应，这种效应对患肢的屈伸和脑卒中患者难以进行的推拉或往返运动都有良好的促进作用。

（3）Ⅳ~Ⅴ期。该阶段是运动恢复阶段，痉挛及共同运动逐渐减弱，自主运动效果增强。此时主要加强自主运动训练，使运动从共同运动模式中摆脱出来，诱导主动运动出现。例如，训练患手放在腰后部，在座位上被动移动患手触摸后背或试用手背推拿按摩同侧肋骨。此动作不仅在沐浴、穿衣、从后裤袋中取物等功能活动中很重要，而且能使胸大肌的作用从伸肌共同运动中摆脱出来。训练肩前屈90°，使伸直上肢前平举，让患者保持该姿势的同时在前中三角肌上拍打，如能保持住让患者稍降低上肢后再慢慢一点点前屈，直至达到充分前屈。

（4）Ⅵ期。该阶段痉挛消失。主要按照正常活动方式来完成各种日常生活活动，加强上肢协调性、灵活性、耐力性及手的精细动作训练。

3. Rood 技术

Rood 技术是一种感觉应答反射疗法。其基本观点是按照人体运动发育顺序和规律及运动反射模式，先有感觉刺激作用于感觉感受器，通过大脑皮质诱发出运动反应。此技术特点是在人体特定部位给予相应感觉刺激，引发出正常的运动模式。基本方法如下。

（1）触觉刺激。其中包括快速刷擦和轻触摸。快速刷擦是指用软毛刷在治疗部位的皮肤上做3~5 s的来回刷动，直至出现相应肌肉反应。如30 s无反应再重复3~5次的高强度刺激，可易化增强肌肉反应性，出现相应的肌收缩反应。轻触摸是指用手法触摸手指或脚趾间的背侧皮肤、手掌或足底部，以引出受刺激肢体的回缩反应，称为交叉性反射性伸肌反应。此反射的调控水平在脊髓。

（2）温度刺激。常用冰来刺激，短时间使局部皮温降至 12～17 ℃，因冰具有快速刷擦和触摸的相同原理和作用。具体操作方法是将冰放在局部 3～5 s，然后擦干，可以出现与快速刷擦和触摸相同的效应，出现回缩反应。当出现回缩反应时应对运动的肢体适当加阻力，以提高刺激效果。

（3）牵拉挤压肌肉。快速轻微牵拉肌肉可引起肌肉收缩，牵拉痉挛肌群作用于关节内压力感受器，激发对痉挛的抑制反应。挤压肌肤也可引起与牵拉肌群相同的牵张反应。用力挤压关节或负重可引起关节周围的肌肉收缩。因此，采取各种支撑位，如仰卧屈髋、屈膝的桥式体位，屈肘俯卧位，手膝四点跪位、站立时抬起一个或两个肢体而使患侧负重，都可以产生类似效应。关节负重可使关节间隙变窄，刺激关节本体感受器，引起相应肌肉收缩，也能提供运动协调性和稳定性。

4. 本体感觉神经肌肉促进（PNF）技术

PNF 技术是通过刺激本体感受器促进神经肌肉系统反应的方法。PNF 技术以发育和神经生理学原理为理论基础，通过强调多关节、多肌群参与的整体运动，来增强关节的运动性、稳定性及完成复合动作的技巧；同时利用了运动觉、姿势感觉等刺激，以增强有关神经肌肉反应和促进相关肌肉收缩。PNF 技术的特征是肢体和躯干的对角线和螺旋形主动、被动、抗阻力运动，并主张通过手的接触、语言口令、视觉引导来影响运动模式。它的治疗原则是按照正常的运动发展顺序，运用适当的感觉信息刺激本体感受器，使某些特定的运动模式中的肌群发生收缩，促进功能性运动产生。PNF 技术最初用于对各种神经肌肉瘫痪患者的治疗，被证实非常有效。后来又进一步证明它可以帮助许多在肌力、运动控制、平衡和耐力方面有问题的患者，如脊髓损伤、骨关节和周围神经损伤、脑外伤和脑血管意外等的患者。

（1）PNF 技术的基本原则如下。

第一，运动发育按照从头到脚，由近到远的顺序发展。肢体功能恢复也应按照近端向远端的顺序。因此，只有改善了头、颈、躯干的运动之后，才可能改善四肢的功能；只有控制了肩胛带的稳定性之后，才有可能发展上肢的精细动作技巧。

第二，早期运动由反射活动控制，成熟运动通过姿势反射增强。例如，伸肘肌力较弱时，可让患者注视患侧，通过非对称性紧张性颈反射来增强伸肘肌力。反过来，也可以通过反射来影响姿势，如当患者从侧卧位坐起时，可借助身体的调整反射。

第三，早期的动作是在屈肌和伸肌优势交替转换中向前发展的。在治疗中，如过去伸肌张力过高，就选择屈肌优势动作。婴儿学习向前爬行的动作时，手和脚的伸肌占优势；向后爬时，屈肌占优势。偏瘫患者上肢多以屈肌占优势，应以训练伸肌为主；下肢多以伸肌占优势，则应以训练屈肌为主。

第四，早期动作是有节律性、可逆转的自发性屈伸动作。在治疗中要注意训练两个方向的动作。例如，训练患者从椅子上站起的同时，也要训练他由站到坐下；同样，在日常训练中，患者必须练习更衣和脱衣这两个方面。如果患者不能进行方向的逆转，他的功能活动肯定受到限制。因此，在治疗中必须进行方向节律性逆转，这样可使拮抗肌重新建立平衡。

第五，正常运动与姿势取决于协同作用与拮抗肌的相互平衡影响。PNF技术主要目标就是发展拮抗肌的平衡，治疗的关键是预防和矫正拮抗肌之间的不平衡状态。例如，脑外伤患者因躯干伸肌占优势而出现平衡障碍，难以维持坐位平衡。又如，偏瘫患者因手指屈肌占优势而出现手指屈肌痉挛，治疗时必须首先抑制痉挛。也就是说，当存在痉挛时，先抑制痉挛，后促进拮抗肌的收缩，而后促进反射和姿势。

第六，动作发育是按照运动和姿势的总体模式的一定顺序进行的。协同运动和动作的方向的发展也是有一定顺序的。因此，在治疗中应遵循发展的观念。需要注意，动作的发育虽然具有一定的规则和顺序，但并非按部就班，其间可以跳跃和重叠。在治疗中，并非要等患者能很好保持坐位平衡后才进行站立训练。发育训练可帮助治疗师找到患者治疗的开始位置和姿势。一般来讲，患者稳定并且能够成功移动的姿势，就是治疗师开始治疗的准备姿势。

第七，动作能力的提高依赖于动作的学习。动作的学习可由感官刺激得到加强，这包括视觉、听觉和触觉的刺激。在治疗中，PNF技术强调不断重复地刺激肌肉，同时辅以感官刺激信号，直至条件反射发生。反复刺激和重复动作促进和巩固动作的学习，增强肌力和耐力。像任何人学习一种新技能一样，患者需要刺激与训练的机会，以便巩固学习过的动作。

第八，借助PNF技术加强有目的性的活动。借助PNF技术可加快日常生活动作的学习。PNF技术强调与功能活动相关的动作和模式的训练。例如，对于平衡失调的患者，通过挤压肩关节和骨盆，提高其稳定性，以便其完成站立和洗漱的动作。

（2）PNF技术的操作方法如下。

第一，基本手法操作：①手法接触；②牵张；③牵引和挤压；④最大阻力；⑤扩散和强化；⑥时序；⑦视觉刺激；⑧口令与交流；⑨运动模式。

第二，特殊技术：①节律启动；②等张组合；③拮抗肌逆转；④重复牵张；⑤收缩—放松；⑥维持放松。

（3）PNF技术的适应证和禁忌证。

第一，PNF技术的适应证。PNF技术应用广泛，适用于多种疾病，如脑卒中后偏瘫、脑性瘫痪、脑外伤、脊髓损伤、帕金森病、脊髓灰质炎后的运动功能障碍、骨折、手外伤。

第二，PNF技术的禁忌证。PNF技术的应用也有限制，如合并骨折部位，骨折未愈合或有开放性损伤部位的患者，不能应用牵伸手法；持续抗阻的重复收缩不能用于脑血管病急症期。有以下情况的患者也不宜使用PNF技术：伤口和手术刚缝合部位，皮肤感觉缺乏部位，听力障碍的患者，对口令不能准确反应的婴幼儿患者，无意识的患者，骨质疏松患者，血压非常不稳定的患者，关节不稳定者，本体感觉障碍的部位。

七、运动疗法的呼吸训练

呼吸训练是运动疗法的基本方法之一，常用于呼吸系统疾病、心肺手术后及脊髓损伤。呼吸体操还用于体弱患者早期康复训练；如与其他运动疗法交叉进行可增强运动疗法的效果，并可作为调整运动强度的方法。

呼吸肌在呼吸活动中起重要作用。所以，呼吸肌强化为呼吸训练的内容之一。对于只能取卧位的患者，由治疗师用手法揉捏、按摩其肋间肌；可以起坐的患者，则进行缓慢起坐练习和侧方起坐练习，以加强腹肌。除膈肌、肋间肌和腹肌外，呼吸运动增强时胸肌、腰背肌都参与呼吸运动，故进行肌肉牵张法牵张和锻炼躯干肌也很重要。可取坐位，以前屈辅助呼气，以后伸辅助吸气；也可取立位，双手持体操棒，双足开立，上举时吸气，放下时呼气；双手斜上举体操棒，向右侧屈时吸气，向左侧屈时呼气；双手持体操棒向后转体时吸气，转回原位时呼气。

呼吸训练要点：①注意不可在饭后或空腹时练习；②避免过深呼吸，以防引起一过性的呼吸停止；③胸式呼吸训练适用于胸腹部手术的术前和术后，有助于胸肌肌力的恢复和残存肺功能的强化；④心肺手术者，应于术前 1 周开始预备训练。

八、步行训练和医疗体操

（一）步行训练

步行训练的对象为因伤病损害而出现步行障碍者，主要为下肢有疾患的患者，如偏瘫、截瘫、截肢及下肢损伤或术后的患者等。

（1）步行训练前必需的训练和准备：①关节活动范围训练；②健侧及上肢肌力的维持和增强；③耐力训练；④平衡及协调训练；⑤下肢承重练习；⑥合理选用辅助用具，包括矫形器、助行器、拐杖、手杖、轮椅等。

（2）步行基本动作训练。步行的基本动作训练通常利用平行杠、拐杖、手杖在训练室中进行。其顺序为：平行杠内步行→平行杠内持杖步行→杠外持杖步行→弃杖步行→应用性步行（复杂步训练）。

（3）步行训练要点。①提供必要保护，以免跌倒；②掌握训练时机，不可急于求成，如偏瘫患者在平衡、负重、下肢分离动作训练未完成时不可过早进入步行训练，以免造成误用综合征；③凡患者能完成的动作，应鼓励患者自己完成，不要辅助过多，以免影响以后的康复训练进程。

（二）医疗体操

医疗体操是运动疗法的一种形式，是针对一些伤病的发病机制、病理、症状、功能障碍及患者的全身情况所编制的专门性体操训练，具有消除症状、缓解病情、改善功能、加强代偿、促进康复的作用。其适应证十分广泛，但应根据病情需要，有针对性地合理选用呼吸运动、加大关节活动范围练习、增强肌力练习、协调练习等主动运动动作，组编为成套的体操操节。每套体操分为 3 个部分，以 3 ~ 5 min 轻量的预备活动开始，然后过渡到有若干操节、持续 10 ~ 30 min 的基本活动，最后逐渐减小活动量，以整理活动结束。每个操节要规定活动方式和重复次数，每日练习 1 ~ 2 次。根据患者的体质、运动素质与功能，并经过 3 ~ 7 d 试验，确定每次的运动强度和时间、频次与疗程，运动量因人而异，逐渐增加。

医疗体操要点：①实施治疗时患者血压应平稳；②治疗后患者无过度疲劳感，如仅治疗后有疲劳感，不伴有其他异常时，可给予热水浴，以配合治疗。

第三节 康复治疗的物理因子疗法

物理治疗是应用力、电、光、声、水和温度等物理因子来治疗患者疾病的一大类方法。除力学疗法之外的各类物理因子（电、光、声、磁、冷等）疗法通常简称为物理因子疗法。

一、康复治疗的电疗法

康复治疗时常用各种电疗法，以防治疾病、缓解疼痛、减轻功能障碍。电疗法的基本分类有：①直流电及药物离子导入疗法；②低频脉冲电疗法；③中频电疗法；④高频电疗法，包括长波、中波、短波、超短波、微波（分米波、厘米波、毫米波）疗法；⑤静电疗法等。

（一）直流电及药物离子导入疗法

直流电疗法是应用方向恒定不变的电流来治疗疾病。药物离子导入疗法是通过电流将药物导入机体来治疗疾病。所用电流以直流电为主，也可采用各种单向低频脉冲电流或经过整流的半波中频电流。

1. 直流电疗法的作用原理

当直流电作用于机体时，可引起组织内正负离子的定向移动，带电胶粒的电泳和水分子的电渗，结果导致组织兴奋性、细胞膜结构与通透性、酸碱度和组织含水量等的一系列变化。阳极下钙、镁离子相对较多，钠、钾离子相对较少，膜电位上升，超极化神经肌肉兴奋性降低，称为阳极电紧张，有镇痛作用。阴极下相反，钙、镁离子相对较少，钠、钾离子相对较多，膜电位下降，易于除极化，神经肌肉兴奋性增高，称为阴极电紧张。但当膜电位下降到一定程度时，失去兴奋性，称为阴极抑制。

当直流电作用于机体时，细胞膜通透性也发生变化。阳极下钙、镁离子相对较多，蛋白质向阳极迁移（电泳），蛋白质密度增高，易于凝结，水分较少，细胞膜致密，通透性下降，有利于水肿与渗出消散。阴极下相反，钠、钾离子相对较多，水分向阴极迁移（电渗），组织水分较多，蛋白质密度较低，细胞膜疏松，通透性增高，可促使组织炎症消散。

直流电的局部作用还有改善血液循环、促进静脉血栓机化、退缩，使血管重新开放。直流电阴极通以 10 μA 的微弱电流，可促进骨生长、加速骨折愈合等。此外，直流电对中枢神经系统、自主神经系统、运动神经系统及感觉神经末梢均可产生影响。应用直流电体表节段反射疗法，可使相应节段深部脏器的血液循环加速，进而改善器官的功能活动。[①]

2. 药物离子导入疗法

直流电药物离子导入疗法即借助直流电的作用，将在溶液中能够解离为离子的药物或在溶液中能成为带电胶粒的药物经过皮肤或黏膜导入机体，发挥治疗作用。导入的药物离子在进入皮肤后能较长时间积存于皮肤表层形成所谓"离子堆"，并逐渐进入血流或淋巴流，影响全身各器官或组织。同时药物"离子堆"可刺激局部皮内神经末梢，引起局部生理效应和全身生理效应。例如，对动物作 Ca^{2+} 导入试验时，可引起电极下远隔部位的肌肉电兴奋性升高，而静脉注射氯化钙时则无此效应。

应用单向低频脉冲电流做药物导入时，由于脉冲电流的冲击作用，导入机体内的药量虽比直流电少，但药物进入机体内比直流电深。经过整流后，中频脉冲电流（中频单相正弦电流）也可用做药物导入。

药物离子导入疗法的主要特点是：①兼有药物与电疗的双重作用；②导入的是药物的有效成分，被组织和器官吸收后可直接发挥药理作用；③病灶局部浓度高，对表浅病灶的治疗特别有利；④药物离子在体内蓄积时间较长，发挥作用的时间亦较长。该疗法的缺点是导入的药量较少。

（1）直流电药物离子导入疗法的临床作用。直流电疗法具有镇静、镇痛、消炎，促进神经再生和骨折愈合，调整神经系统和内脏功能，调整肌张力等作用。特别是阳极下，镇痛效应显著。

药物离子导入的治疗作用除电流作用外，还取决于所用药物的药理特性。当单纯用于镇痛时，可导入普鲁卡因等药物；当局部为炎症性疼痛时，可导入各种抗生素；当治疗关节粘连性疼痛时，可导入透明质酸酶等；疼痛性瘢痕增生时，可导入地塞米松及瘢痕软化类药物，并可配合超声治疗和/或音频电疗以加速瘢痕软化。

（2）直流电药物离子导入疗法的治疗技术。常用的治疗方法有衬垫法、体腔法及组织内导入法等。

第一，衬垫法。采用厚衬垫（通常用 12 层绒布缝制而成），以充分吸附

① 燕铁斌. 物理治疗学［M］. 3 版. 北京：人民卫生出版社，2018：372 - 374.

电解产物，防止极性电极下的酸性或碱性代谢产物聚集，造成化学性灼伤（酸性或碱性灼伤）。

第二，体腔法。先将药物灌入体腔，再将特制的体腔电极（作用极）放进腔内，辅电极放在相应体表部位皮肤上。常用阴道、耳、鼻等导入方法。

第三，组织内导入法。按治疗需要，先将药液用不同的方式输入体内，如口服（胃内）、注射（病灶局部）、灌肠（直肠）、导尿管注入（膀胱）等；然后在病灶部位的两侧放置直流电极，进行直流电疗法。

电极放置方法有对置法、并置法 2 种。前者适合于局部及深部病灶，后者适合于较浅且面积较大的病灶区。①

（3）直流电药物离子导入疗法的注意事项。治疗操作中，应特别注意的原则：①导入药物应明确极性，按"同性相斥"的原则，如醋酸地塞米松，应在阳极下导入；②为达到较好的镇痛作用，单纯应用直流电疗时痛点应置阳极；③注意操作规范，防止发生直流电酸碱性烧伤；④对青霉素、普鲁卡因等引起过敏反应药物必须经皮试证实阴性后才能做治疗；⑤导入剧毒药物，每次用量不得超过极量；⑥为避免寄生离子的干扰，必须做到衬垫专药专用；⑦电极板要求质地柔软，可塑性大，导电性能良好，故常采用铅板或导电橡胶，亦可采用薄的紫铜片；⑧作用极应比非作用极面积大，这样有利于集中电量于病灶区。

（4）直流电药物离子导入疗法的适应证。适用于周围神经炎、神经根炎、神经损伤、神经症、自主神经功能失常、高血压和冠心病、慢性关节炎、慢性炎症浸润、慢性溃疡、伤口和窦道、血栓性静脉炎、雷诺病、瘢痕、粘连、慢性盆腔炎、角膜混浊、虹膜睫状体炎等。

（5）直流电药物离子导入疗法的禁忌证。如恶性肿瘤（局部直流电化学疗法除外）、高热、昏迷、活动性出血、出血倾向疾病、心力衰竭、心肺功能不全、妊娠、急性化脓性炎症、急性湿疹、局部皮肤破损、金属异物、植有心脏起搏器、对直流电过敏、对拟导入的药物过敏等。

（二）低频电疗法

低频电疗法即应用频率1000 Hz 以下的脉冲电流作用于人体治疗疾病的方法，又称为低频脉冲电疗法。应用低频电流治疗的特点是：①均为低电压、

---

① 中国中医药信息学会抗衰老分会. 物理技术辅助脑卒中康复的临床指南［J］. 国际生物医学工程杂志，2019，42（2）：100－108.

低频率；②无明显的电解作用；③对感觉、运动神经有强刺激作用；④有镇痛作用。

低频电疗法的共性生理作用：①兴奋神经肌肉组织；②促进局部血液循环；③镇痛；④消散炎症。康复治疗中常用的有 4 种低频电疗法。

1. 低频电疗法的感应电疗法

感应电流又称为法拉第电流，是用电磁感应原理（应用感应线圈所获得）产生的一种双相、不对称的低频脉冲电流。应用这种电流治疗疾病的方法称为感应电疗法。感应电流兴奋正常的运动神经和肌肉，除需有必要的电刺激强度外，还需要一定的通电时间。

（1）感应电疗法的治疗作用。①防止肌肉萎缩；②治疗制动术后的失用性肌萎缩；③松解粘连；④促进肢体血液和淋巴循环；⑤镇痛。

（2）感应电疗法的治疗技术。感应电疗法的操作方法及注意事项与直流电流法基本相似。感应电流的治疗剂量一般分为强、中、弱 3 种。强剂量时引起肌肉强直收缩，中剂量时肌肉微弱收缩，弱剂量则无肌肉收缩，但患者有感觉。常用的治疗方法有固定法、移动法和电兴奋法。

（3）感应电疗法的适应证。适用于失用性肌萎缩、肌张力低下、软组织粘连、周围神经部分挫伤、癔症性瘫痪，防治失用性萎缩和反射性萎缩，治疗感觉异常性皮神经炎、软组织扭挫伤与劳损，胃下垂、弛缓性便秘、注射后硬结等。

（4）感应电疗法的禁忌证。如出血倾向、急性炎症、痉挛性瘫痪等。

2. 低频电疗法的电兴奋疗法

电兴奋疗法是综合应用感应电和直流电进行强刺激以治疗疾病的方法。

（1）电兴奋疗法治疗作用。使中枢神经兴奋过程占优势的神经症转为抑制，改善睡眠；使肌肉扭伤后的反射性肌紧张在强收缩后转为松弛，缓解疼痛；使感觉障碍的皮神经分布区兴奋性提高，恢复感觉。

（2）电兴奋疗法适应证。适用于腰肌扭伤、股外侧皮神经炎、神经症等。

（3）电兴奋疗法禁忌证。同直流电疗法。

3. 低频电疗法的间动电疗法

间动电流是在 50 Hz 正弦交流电整流后叠加在直流电上所构成的脉冲电流。常用波形有：①疏波；②密波；③疏密波；④间升波；⑤断续波；⑥起伏波。

（1）间动电疗法治疗作用。①镇痛：间动电流的镇痛作用比直流电、感应电明显，以疏密波、间升波的镇痛作用最强，其次为密波、疏波。②促进血液循环，消散水肿：以密波、疏密波作用较明显。③刺激周围运动神经，引起肌肉收缩，锻炼肌肉：以断续波、起伏波作用最突出。

（2）间动电疗法适应证。神经痛、扭挫伤、网球肘、肩关节周围炎、肌纤维组织炎、颞颌关节功能失常、雷诺病等。

（3）间动电疗法禁忌证。与直流电疗法相同。

4. 低频电疗法的经皮电神经刺激疗法

经皮电神经刺激疗法（TENS）是应用一定频率、一定波宽的低频脉冲电流作用于体表，刺激感觉神经、控制疼痛的一种电疗法。波形有单向方波，单向方波调制中频电，对称或不对称双向方波，没有直流电成分。频率低限 $0.5 \sim 10 \sim 25$ Hz，高限 $90 \sim 120 \sim 500$ Hz。波宽 $2 \sim 500$ μs。可连续调节或分档调节，电流强度可达 80 mA。患者可通过自行调节摸索最佳镇痛频率。其镇痛机制目前主要以"闸门"控制假说和内源性吗啡样多肽理论来解释。

（1）治疗作用。经皮电神经刺激疗法能够缓解各种急慢性疼痛。不同参数的电流，镇痛作用略有不同。一般来说，兴奋神经粗纤维最适宜的电流是频率 100 Hz、波宽 100 μs 的方波。不同类型仪器输出电流的参数不同，镇痛的速度、时间和强度不同。通用型治疗仪镇痛作用较快，但较短暂；针刺型治疗仪镇痛作用较慢，但持续时间较长；暂时强刺激型治疗仪镇痛作用较深，但较短暂。此外，经皮电神经刺激疗法还有促进局部血液循环，加速骨折愈合，加速伤口愈合等作用。

（2）适应证。适用于术后伤口痛、神经痛、扭挫伤、肌痛、关节痛、头痛、截肢后残端痛、幻痛、分娩宫缩痛、癌痛、骨折、伤口愈合缓慢等。

（3）禁忌证。如植有心脏起搏器，颈动脉窦部位、孕妇下腹部与腰部。认知障碍者不得自己使用治疗仪器。

（三）中频电疗法

医用中频电流的频率范围为 $1000 \sim 100000$ Hz。医用中频电流有几个特点：①无电解作用；②降低组织电阻，增加作用深度；③对运动神经的综合效应，即通过综合多个刺激的连续作用，可以引起一次兴奋；④中频电流对皮肤感觉神经的刺激可引起舒适的振动感，尤其是用 $6000 \sim 8000$ Hz 电流刺激时肌肉收缩阈值明显低于痛觉阈值，肌肉收缩时无疼痛感；⑤改善局部血液循环；⑥提高生物膜通透性；⑦整流后的半波电流可以做药物离子导入。

当前，临床上常用的中频电疗法有等幅中频电疗法、调制中频电疗法、干扰电疗法和音乐－电疗法 4 种。

1. 等幅中频电疗法

应用频率范围为 1000～5000 Hz 的中频电流治疗疾病的方法，俗称为音频电疗法，或等幅正弦电流疗法。常用频率为 2000 Hz，由于幅度无变化，易为人体所适应。

（1）等幅中频电疗法的治疗作用。①镇痛；②促进局部血液循环；③松解粘连、软化瘢痕；④消散慢性炎症，加快浸润吸收；⑤经过半波整流的等幅中频电流再叠加直流电可以进行药物离子导入。

（2）等幅中频电疗法的治疗技术。所用导线、电极及衬垫与低频电疗法相似。电极的放置：若病灶表浅时用并置法；病灶较深时，则用对置法。治疗时电极不能在心前区对置或并置；对于心脏疾病患者，电极需放置于心前区时电流强度不能太强；忌将电极置于孕妇腹部和腰骶部；其他部位治疗时，电流亦不宜太强。治疗时间一般为每次 20～30 min，每天 1 次。

（3）等幅中频电疗法的适应证。适用于各类软组织扭挫伤疼痛、关节痛、瘢痕、肠粘连、注射后硬结、关节纤维性强直、术后粘连、炎症后浸润硬化、血肿机化、狭窄性腱鞘炎、肌纤维组织炎、硬皮病、阴茎海绵体硬结、肩关节周围炎、血栓性静脉炎、慢性盆腔炎、慢性咽喉炎、声带肥厚、肱骨外上髁炎、神经炎、带状疱疹后神经痛、尿潴留、肠麻痹等。

（4）等幅中频电疗法的禁忌证。如急性炎症、出血性疾病、恶性肿瘤、局部金属异物、植有心脏起搏器、心前区、孕妇下腹部、对电流不能耐受等。

2. 调制中频电疗法

调制中频电疗法使用的是一种低频调制的中频电流，其载波频率为 2000～8000 Hz。调制中频电流疗法兼具低频、中频电疗的特点，减少人体电阻，增大治疗用的电流量，增加电流作用深度；不同波形和频率变换交替出现，可以克服机体对电流的适应性。

（1）调制中频电疗法的治疗作用。由于调制中频电流含有中频电与低频电两种成分，电流的波形、幅度、频率和调制方式不断变换，人体不易产生耐受性而且作用较深，不产生电解刺激，可在多方面发生低频、中频电治疗作用。①具有镇痛作用：以即时镇痛作用较为突出，调幅度 50% 的 100 Hz 连调波镇痛效果最好；②促进局部血液循环和淋巴回流；③锻炼肌肉，以断调波的作用更为突出，连调波与断调波可提高胃肠、胆囊、膀胱等的平滑肌张力；④电流按摩作用：不同波形的调制中频电流电极下可产生明显的束缚紧压感、抖动感、挤压揉捏肌肉感等，这些电流按摩作用能促进静脉和淋巴回流，促进代谢产物和炎症产物排出，解痉镇痛；⑤消散炎症：调制中频电可促进慢性非化脓性炎症消散；⑥调节神经：调制中频电作用于颈交感神经节可以改善大脑的血液循环，作用于脊髓下颈、上胸段可以改善上肢、心脏的血供，作用于腰段可以改善下肢的血供。

（2）调制中频电疗法治疗技术。选用正弦调制中频治疗仪，每次选用 2~3 种波形，每种刺激 3~8 min，每日 1 次，6~12 次为一个疗程。刺激强度以明显有震颤感为宜，做离子导入时按直流电疗法计量（可偏大）。

（3）调制中频电疗法的适应证。本疗法镇痛作用突出，适用于各种疼痛疾患的治疗，如神经痛、软组织损伤性疼痛、颈椎病、肩周炎、坐骨神经痛、骨性关节病、肱骨外上髁炎、肌纤维组织炎、腱鞘炎、面神经炎、周围神经伤病、失用性肌萎缩、溃疡病、胃肠张力低下、尿路结石、慢性盆腔炎、弛缓性便秘、术后肠麻痹、尿潴留等。此外，还可用做神经肌肉电刺激或药物离子导入，用于治疗角膜炎、虹膜炎、神经炎、小腿淋巴淤滞、输尿管结石等。

3. 干扰电疗法

将 2 组频率相差 0~100 Hz 的中频正弦电流交叉地输入人体，在交叉处形成干扰场，在干扰场中按电子学上的差拍原理"内生"出 0~100 Hz 的低频调制的中频电流。2 组中频电可固定在此范围的任一频率上（称为固定差频，简称为固频）；也可每 15 s 内频率来回变动 1 次，其范围由 0~100 Hz 可调（称为变动差频，简称为扫频）。2 组频率相差 0~100 Hz 的中频正弦电流作用于人体后，可在深部组织产生如低频电的治疗作用，因而其最突出的特点是治疗时输入的是中频电流，干扰场产生低频电流。这种"内生"的低频调制的脉冲中频电刺激克服了低频电流不能深入组织内部的缺陷，且可应用较大的电流强度，兼有低频电和中频电的特点。以这种电流治疗疾病的方法称为干扰电疗法。干扰电疗法可分为动态干扰电疗法和立体动态干扰电疗法。

动态干扰电疗法是使 2 路 4000 Hz、（4000±100）Hz 电流的幅度被波宽为 6 s 的三角波所调制，使 2 组电流的输出强度发生周期为 6 s 的节律性的幅度变化，交叉作用于人体。

立体动态干扰电疗法是同时将 3 路 5000 Hz 的交流电互相叠加交叉作用于人体，干扰电流受第三电场调制而发生缓慢的幅度变化。

动态干扰电流不断有节律性的动态变化，人体更不易产生适应性。立体动态干扰电流则可产生立体、多部位的动态刺激作用，作用更均匀。

（1）干扰电疗法治疗作用。①改善周围血液循环：50～100 Hz 差频的干扰电流可促进局部血液循环，加速渗出物吸收；25～50 Hz 差频的干扰电流可引起骨骼肌强直收缩而加强局部血液循环。②镇痛作用。干扰电流对感觉神经末梢有抑制作用，使痛阈上升而镇痛；100 Hz 差频的干扰电流的镇痛作用最明显。③对运动神经和骨骼肌的作用：可在不引起疼痛的情况下，加大电流强度引起骨骼肌明显收缩。25～50 Hz 差频的干扰电流可引起正常骨骼肌强直收缩，1～10 Hz 差频的干扰电流可引起骨骼肌单收缩和失神经肌收缩。④对胃肠平滑肌的作用：可促进内脏平滑肌活动，提高其张力，改善内脏血液循环，调整支配内脏的自主神经。临床上可用于术后肠道功能的恢复性治疗、膀胱功能的恢复性治疗，以及内脏下垂、习惯性便秘等的治疗。⑤对自主神经的作用：干扰电作用于颈腰交感神经节可分别调节上肢、下肢血管的功能，改善血液循环。⑥加速骨折的愈合。

（2）干扰电疗法治疗技术。干扰电疗机有 4 个电极或四联电极，放置电极时应尽量使产生的 2 路电流交叉于病灶处。常用的方法有固定法、移动法、抽吸法和干扰电振动按摩法 4 种。电流强度以患者耐受量为宜。每次 20～30 min，每天 1 次，一个疗程 6～12 次。

（3）干扰电疗法适应证。适用于各种软组织创伤性疼痛，如关节及软组织损伤、肩周炎、肌痛、神经炎、肌纤维组织炎、皮神经卡压性疼痛；各种内脏疾病疼痛，如胃痉挛疼痛、尿路结石痉挛疼痛、肠功能失常性疼痛、肠痉挛疼痛等；局部血液循环障碍性疾病、周围神经损伤或炎症引起的神经麻痹、肌肉萎缩、胃下垂、习惯性便秘、弛缓性便秘、肠麻痹、术后尿潴留、压迫性张力性尿失禁、胃肠功能失常、雷诺病、骨折延迟愈合等。

4. 音乐-电疗法

将录音磁带所产生的音乐信号经声电转换，再放大、升压所产生的电流称为音乐电流。音频的范围为 27～4000 Hz，转换后的音乐电流频率为 200～7000 Hz，其频率、波形和幅度按音乐的节律和强度变化而呈不规则的正弦电流，是名副其实的音频电流。它实际是低频调制低频电流和低频调制中频电流，以低频电为主，中频电为辅。将听音乐与音乐信号转换成的音乐电流相结合以治疗疾病的方法称为音乐-电疗法。单纯的音乐电流治疗疾病的方法称为音乐电疗法。

（1）音乐-电疗法的治疗作用。

第一，对精神、神经系统的作用。旋律优美的音乐有镇静镇痛作用，可以消除精神紧张、镇静催眠、抑制疼痛、集中注意力、增强记忆力、改善精神状态、降低肌张力；而激烈高昂的音乐可产生兴奋作用，使精神兴奋，情绪激动。

第二，对心血管系统的作用。舒缓的音乐可以使升高的血压下降，心率减慢；而节奏激烈的音乐使血压升高，心率加快。

（2）音乐-电疗法的治疗技术。根据患者病情需要选用适合的音乐带（需要镇静者可选择柔和的音乐，需要兴奋神经肌肉者选择激昂的音乐），选择符合治疗需求的电极，调节音乐音量和电量到适宜剂量，每次治疗 15 ~ 30 min。

（3）音乐-电疗法的适应证。适用于脑卒中偏瘫、神经炎、神经痛、自主神经功能失常、各种慢性疼痛、各种心身疾病等。

（四）高频电疗法

在医学上把频率超过 100 kHz 的交流电称为高频电流。在康复治疗中最常用的高频电疗法为短波疗法、超短波疗法、微波疗法。高频电流的特点：①对神经肌肉无兴奋作用；②内生热作用；③无电解作用；④多种能量输出方式，电极可以离开皮肤。

高频电疗法有如下生物学效应。

（1）温热效应。高频电疗法中的中波、短波、超短波、分米波、厘米波疗法可产生明显的温热效应，其机制有所不同。与热敷、蜡疗等传导热疗法及白炽灯、红外线等辐射热疗法相比，高频电疗法的作用较深。

（2）非热效应。小剂量或脉冲式高频电作用于人体，不足以引起温热感和组织温度升高时，组织内仍有离子的高速移动和偶极子的高速旋转等效应，以及蛋白质结构和形态变化、细胞膜上荷电粒子的浓度改变、膜通透性改变、细胞结构改变等效应，产生治疗作用。小剂量的短波、超短波、分米波、厘米波、毫米波治疗时非热效应明显。频率越高的电磁波的非热效应越明显。

（3）对神经系统的作用。小剂量短波、超短波作用于神经系统，可使感觉神经兴奋性下降，痛阈升高；作用于受损的周围神经，可以加速其再生和传导功能的恢复。中小剂量超短波作用于头部时可能出现嗜睡等中枢神经抑制的现象，大剂量则可使脑脊髓膜血管通透性增高，可能会导致颅内压增高。高频电作用于神经节段、反射区及交感神经节部位，可使该神经所支配的相应区域的神经、血管、器官的功能得到调节。

（4）对血液和造血器官的作用。小剂量超短波有刺激骨髓造血的作用；毫米波有保护骨髓造血的作用，甚至可增强骨髓的增殖过程。

（5）对生殖器官的作用。大剂量超短波、分米波、厘米波可使雄性动物睾丸发生坏死、退行性病变，精子生成减少并有活动障碍；使雌性动物生育能力受损，并发生早产、流产。但长期接触小剂量高频电的人员中未发现生殖功能受影响的现象。

（6）对眼部的作用。大剂量分米波、厘米波作用于眼部时，因晶体缺乏血管、不易散热，易致过热而出现晶体混浊，为微波性白内障；毫米波辐射眼部则可能引起角膜上皮和基质的损伤，较大功率辐射时还可引起虹膜炎、晶体混浊。

高频电的内源性温热的特点为：①热的作用深；②热强度可达到很高；③只要电流强度不变，热强度可保持恒定；④可通过高频输出的调节控制热量；⑤对于某些器官或组织，可通过频率和治疗技术的变化使其热量达到最大。

高频电疗的共性作用有镇痛、消炎、解痉、治疗表浅癌症。

1. 高频电疗法的短波电疗法

应用频率 3～30 MHz，波长 10～100 m 的电流治疗疾病的方法称为短波疗法。短波疗法主要以电感场法（又称为线圈场法）进行治疗。短波电流在电缆内通过时，电缆周围产生高频交变磁场，人体处于其中，感应产生涡电流，其频率与短波相同，但方向相反。涡电流属于传导电流，通过组织时引起离子的高速移动，发生离子间及离子与周围介质间的摩擦，引起能量损耗（欧姆损耗），转换为热能。离电缆较近的部位受磁场作用较强，且涡电流经导电率较高的组织通过，因此在浅层肌肉中产热较多。短波电疗法也可采用电容场法进行治疗，其生物物理作用与超短波电容场法相似。

（1）短波电疗法的治疗作用。短波具有高频电疗法共有的生物学效应和治疗作用。其温热作用较明显，可以改善组织血液循环、镇痛、缓解肌肉痉挛等。短波电疗法也有一定的非热效应，如脉冲短波温热效应不明显，主要产生非热效应。

（2）短波电疗法治疗技术。分为电感场法和电容场法。电感场法：①电缆法：电缆长 2～3 m，是一根粗而柔软的导线，外包橡胶。治疗时电缆环绕肢体 3～4 周，或平绕成各种形状置于治疗部位。②涡流电极法：电极内有线圈和电容,以单极法治疗。电缆或电极与皮肤的间隙为 1 ~ 2 cm,间隙小则作用表浅,间隙大则作用较深。电容场法可参见高频电疗法的"超短波电疗法"。

短波电疗法的治疗剂量按患者的温热感觉程度分 4 级,也可以参考氖灯亮度及仪表读数。Ⅰ 级剂量:无热量,在温热感觉阈下,无温热感;适用于急性疾病;电流表通常为 50 mA 以下。Ⅱ 级剂量:微热量,刚有能感觉的温热感;适用于亚急性、慢性疾病;电流表通常为 70 mA 左右。Ⅲ 级剂量:温热量,有明显而舒适的温热感;适用于慢性疾病;电流表通常为 100 mA 左右。Ⅳ 级剂量:热量,有能够耐受的强烈热感,一般治疗不要达到此剂量;适用于肿瘤;电流表通常为 100 mA 以上。

(3)短波电疗法的适应证。适用于各种慢性疼痛,如扭挫伤疼痛、腰肌劳损、骨及关节退行性病变、关节炎、颈椎病、肺炎、胃炎、坐骨神经痛等。还适用于急性肾功能衰竭、恶性肿瘤热疗(大剂量)等。

(4)短波电疗法的禁忌证。如恶性肿瘤(中小剂量)、妊娠、出血倾向、高热、急性化脓性炎症、心肺功能衰竭、装有心脏起搏器、体内有金属异物等。妇女经期血量多时应暂停高频电疗法治疗。

2. 高频电疗法的超短波电疗法

应用超短波电流治疗疾病的方法称为超短波电疗法。超短波的波长范围为 1 ~ 10 m,频率范围为 30 ~ 300 MHz。超短波电疗法常以电容场法进行治疗。电容场法在导电率低、电介常数低的组织中产热多;脂肪产热多于肌肉层,易出现脂肪过热现象。

(1)超短波电疗法的治疗作用。超短波作用于人体时,除温热效应外,还存在明显的非热效应,可以改善局部血液循环、提高机体免疫力、消散炎症、镇痛,促进组织尤其是结缔组织增生的作用也比较突出。脉冲超短波主要产生非热效应,其消炎作用更为突出,对急性化脓性炎症的疗效尤为显著。中小剂量可加速组织再生修复,还有缓解痉挛、调节神经功能、调节内分泌腺和内脏器官的功能等作用。大剂量有抑制、杀灭肿瘤细胞的作用。

(2)超短波电疗法的治疗技术。超短波治疗机有小功率(50 W)、大功率(200 ~ 400 W)及特大功率(1 ~ 2 kW)3 种。小功率机用于治疗小部位及浅表病变,大功率机用于大部位及深部组织器官的治疗,特大功率机主要用于治疗肿瘤。治疗选用的电极面积应稍大于病灶部位,电极与皮肤平行,并保持一定间隙。电极间隙小时作用表浅。治疗剂量同短波电疗法。常用电极放置方法有对置法、并置法、单极法和体腔法。每次治疗 15～20 min，急性炎症 9～10 min，急性肾功能衰竭 30～60 min，每天或隔天 1 次，6～10 次为一个疗程。

（3）超短波电疗法的适应证。①一般疾病治疗：软组织、五官、内脏、骨关节的炎症感染，关节炎、扭挫伤、神经炎、神经痛、胃十二指肠溃疡、慢性结肠炎、肾炎、骨折愈合迟缓、颈椎病、肩关节周围炎、腰椎间盘突出症、静脉血栓形成、急性肾功能衰竭等。超短波与抗结核药物联合应用可以治疗胸膜、骨关节等部位的结核病。②恶性肿瘤热疗：与放疗、化疗联合治疗适用于皮肤癌、乳癌、淋巴结转移癌、恶性淋巴瘤、甲状腺癌、宫颈癌、膀胱癌、直肠癌、骨肿瘤、食管癌、胃癌、肺癌等。

（4）超短波电疗法的禁忌证。禁忌证包括恶性肿瘤（热量超短波治疗与放疗、化疗联合应用时除外）、活动性出血、局部金属异物、植有心脏起搏器、心肺肾功能不全、颅内压增高、青光眼、妊娠。超短波疗法慎用于结缔组织增生性疾病，如冻结肩、瘢痕增生、软组织粘连、内脏粘连等，以免刺激结缔组织增生，不利于疾病的治疗。

3. 高频电疗法的微波电疗法

应用微波电流治疗疾病的方法称为微波电疗法。微波在电磁波谱中的位置介于超短波与光波之间，兼有无线电和光波的物理特性。微波在空间沿直线方向传播，并能反射、折射、聚焦。微波的波长范围为 1 mm 至 1 m，频率范围为 300～300000 MHz。可分分米波、厘米波、毫米波 3 段。

微波电疗法具有高频电流共有的生物学效应及治疗作用，但不同波段的微波的生物学效应存在差异。分米波电疗法的温热效应比厘米波电疗法明显，改善血液循环、消散炎症的作用比较突出；厘米波电疗法的非热效应比分米波电疗法明显；而毫米波电疗法主要产生非热效应，基本上无热的作用。微波电疗法作用机制类似短波电疗法，但不同波段的微波作用深度有所不同。分米波作用可达深层肌肉，厘米波作用只达皮下脂肪、浅层肌肉。

大剂量微波有一定的损害作用，可使动物眼晶状体混浊，生殖细胞变性、坏死，妊娠动物流产、早产等。临床应用时，应保护眼及生殖器等部位。

（1）分米波、厘米波疗法。分米波波长 0.1～1 m，频率 300～3000 MHz；厘米波波长 1～10 cm，频率 3000～30000 MHz。

第一，分米波、厘米波疗法的治疗技术。微波治疗机功率一般为 200 W，治疗肿瘤的微波机为 500～700 W。治疗时微波电流由电缆传送到辐射器内的天线上进行辐射，借反射罩集合成束辐射于治疗部位。分米波、厘米波治疗时，患者可以穿单层吸汗衣服治疗，也可裸露治疗。治疗时应以铜网遮盖保护眼部及阴囊部位，也可戴微波防护眼镜保护眼部。

第二，分米波、厘米波疗法的适应证。适用于慢性疼痛的治疗，也可用于急性、亚急性炎性疾病（小剂量）和恶性肿瘤（大剂量）。一般治疗适用于软组织、内脏、骨关节的亚急性、慢性炎症感染，伤口延迟愈合，慢性溃疡，坐骨神经痛，扭挫伤，冻伤，颈椎病，腰椎间盘突出症，肌纤维组织炎，肩关节周围炎，网球肘，胃十二指肠溃疡等。微波组织凝固治疗法用于皮肤良性与恶性赘生物、鼻息肉、宫颈糜烂、宫颈息肉、宫颈癌、胃息肉、胃溃疡出血、胃癌、食管癌、直肠息肉、直肠癌等。

第三，分米波、厘米波疗法禁忌证。避免在眼部、小儿骨骺与睾丸部位治疗。

（2）毫米波疗法。毫米波长 1~10 mm、频率 30~300 GHz，为极高频电磁波，故毫米波疗法又有极高频电疗法之称。毫米波辐射于人体时易被水分吸收，对人体组织的穿透力很弱，大部分在 300 mm 深的组织内吸收。毫米波疗法采用低能量（一般 <10 mW/cm^2）辐射场辐射治疗，不产生温热效应。但毫米波的极高频振荡可产生非热效应，能量通过人体内 DNA（脱氧核糖核酸）、RNA（核糖核酸）、蛋白质等大分子的谐振向深部传送而产生远位效应。

第一，毫米波疗法的治疗作用。可改善组织微循环，促进水肿吸收，炎症消散；促进上皮生长，加速伤口溃疡的愈合，并有加速神经再生，骨痂愈合的作用；辐射患者局部或相关穴位可呈现较好的镇痛作用；增强机体免疫功能；作用于神经节段、反射区时可调节相应区域的神经、血管或器官的功能；保护骨髓造血功能，增强骨髓增殖过程；对肿瘤细胞有抑制作用。

第二，毫米波疗法的适应证。适用于胃十二指肠溃疡病、高血压病、冠心病、慢性阻塞性肺疾病、颈椎病、面神经炎、关节炎、骨折、扭挫伤、肌纤维组织炎、伤口愈合迟缓、烧伤、软组织炎症感染、淋巴结炎、肾盂肾炎、慢性前列腺炎、慢性盆腔炎、癌痛、恶性肿瘤（与放疗、化疗综合治疗）、放疗后白细胞减少等。

第三，毫米波疗法的禁忌证。如局部有金属异物、妊娠、植有心脏起搏器。还应避免用于眼部治疗。

4. 高频电疗法的注意事项

（1）治疗时必须用木制床椅，治疗局部的金属物品必须去除，体内有金属异物，特别是心脏等重要脏器附近有金属异物者禁用高频电疗。患者治疗时不可接触接地的导体。

（2）患者如有局部知觉障碍，治疗时应十分谨慎，多观察，剂量不宜大。

（3）衣服潮湿应换去。对于小儿，应注意尿布是否潮湿，潮湿时应更换。

（4）电极导线或电缆线圈应尽量平行，不可交叉；导线不可打圈，不可过于靠近，以免造成短路；导线不可接触患者身体。

（5）头部剂量不能过大。老年脑血管硬化患者慎用头部高频电疗。

（6）机器宜在谐振状态下工作，此时输出较大。用含气管整流的机器，预热时间要充分，有利于延长机器使用寿命。

（7）儿童骨骺部位不做微波治疗。眼部微波治疗宜慎重并使用小剂量。患者做头部治疗时，应戴防护微波的眼罩或用铜网遮盖眼部及脑部。男性患者下腹部治疗时应注意保护睾丸部位。

（8）血管硬化或动脉闭塞不可用大剂量高频电疗，以免加重组织缺氧。化脓性疾病不做短波电疗。

（9）装有心脏起搏器或心瓣膜置换者，禁用高频电疗。

（五）静电疗法

利用静电场作用于人体治疗疾病的方法称为静电疗法。静电疗法分为高压静电疗法和低压静电疗法。高压静电疗法所采用的静电场实际是高压直流电场，两输出电极间的电压达 $50 \sim 60$ kV，电流不超过 1.5 mA。低压静电治疗时所应用的静电场电压一般不超过 500 V，电流小于 1 mA。

（1）静电疗法的治疗作用。高压静电疗法的作用因素是高压直流电场、空气负离子流及臭氧和二氧化氮。低压静电疗法的作用因素主要是静电场。静电疗法的主要作用有镇静和调节神经、促进新陈代谢、增强血液组织营养、杀菌、消除疲劳。

（2）静电疗法的适应证。①全身疗法：适用于神经症、自主神经功能失常、更年期综合征、Ⅰ或Ⅱ期高血压病、低血压病、支气管哮喘、皮肤瘙痒症、贫血、脑震荡后遗症、久病体虚者、疲劳综合征、神经性皮炎、过敏性鼻炎等。②局部疗法：用于产后乳汁分泌不足、功能性子宫出血、慢性伤口、营养不良性溃疡、烧伤创面、皮肤感觉障碍、癔症等。

（3）静电疗法的禁忌证。严重脑血管病，心、肺、肾功能衰竭，恶性肿瘤，高热，关节置换术，植有心脏起搏器和血管支架。妇女妊娠与月经期也不宜进行静电治疗。

二、康复治疗的光疗法

利用自然光源或人工光源辐射能量治疗疾病的方法称为光疗法。康复治疗的光疗法所用的光分为可见光和不可见光。可见光作用于视网膜可引起光感，波长由长至短分为红、橙、黄、绿、青、蓝、紫。不可见光包括红外线和紫外线，作用于视网膜不能引起光感。物理因子治疗中常用的光源有红外线、可见光、紫外线和激光4种。

（一）红外线疗法

应用红外线治疗疾病的方法称为红外线疗法。红外线是不可见光，波长较长，光量子能量低，作用于组织后只能引起分子转动，不能引起电子激发，其主要的生物学作用为热效应而无光化学作用。其能量被物体吸收后转变为热能，故红外线又有热射线之称。红外线波长范围760 nm至15 μm。当前医疗用红外线分为两段，即短波红外线（760 nm至1.5 μm）、长波红外线（1.5~15 μm）。

治疗应用的红外线强度一般为 $0.07 \sim 0.49$ W/cm^2。治疗时皮肤因充血而发红，出现斑纹或线网状红斑，此症状可以持续 10~60 min。反复多次照射后皮肤将出现分布不匀的脉络网状色素沉着，而且不易消退。其形成机理为血管中的血液富含水分，水对红外线有强烈吸收作用，而红细胞的血蛋白对短波红外线亦有较强的吸收作用，故血管内温度升高，血管周围基底细胞层中黑色素细胞的色素形成。人体对红外线的耐受与皮肤升温有关。红外线照射皮肤达45~47℃，皮肤出现疼痛；温度再升高将出现水疱。

1. 红外线疗法的治疗作用和治疗技术

（1）红外线疗法的治疗作用。红外线对机体的作用主要是热作用，所有治疗作用都是建立在此基础上的。红外线疗法主要有镇痛、缓解痉挛、改善局部血液循环、消炎、消肿、促进组织再生等作用。

（2）红外线疗法治疗技术。①局部照射：照射时暴露皮肤，红外线灯垂直照射，与皮肤距离一般为30~60 cm，每次15~30 min，每日1次。②全身照射：多采用全身电光浴器，照射时脱去衣服，将电光浴器罩于身上照射；

照射时间视病情而定，一般为 15～30 min。

红外线疗法可单独应用，也可在其他不引起局部温热效应的物理因子疗法之前应用，以增加后一种疗法的效果。红外线照射治疗时应注意以下问题。

第一，红外线照射眼睛可引起白内障和视网膜烧伤，所以眼部不宜应用红外线照射。照射头面部或上胸部时应让患者戴深色防护眼镜或用棉垫沾水敷贴在眼睑上。

第二，下列情况用红外线照射时要适当拉开照射距离，以防烫伤：①植皮术后；②新鲜瘢痕处；③感觉障碍者或迟钝者，如老人、儿童、瘫痪患者。

第三，急性创伤 24～48 h 内局部不宜用红外线照射，以免加剧肿痛和渗血。

2. 红外线疗法的适应证和禁忌证

（1）适应证。适用于亚急性及慢性损伤、肌肉劳损、扭伤、挫伤、滑囊炎、肌纤维组织炎、浅静脉炎、慢性淋巴结炎、神经炎、胃肠炎、皮肤溃疡、挛缩的瘢痕、冻伤、术后粘连、腱鞘炎、关节痛、风湿性肌炎等。

（2）禁忌证。包括恶性肿瘤、出血倾向、高热、活动性结核、严重动脉硬化、代偿不全的心脏病等。

（二）可见光疗法

作用于视网膜能引起光感的辐射线称为可见光。可见光包括红、橙、黄、绿、青、蓝、紫 7 种色光，波长范围为 400～760 nm。红色光的波长最长，紫色光的波长最短。利用可见光治疗疾病的方法称为可见光疗法。可见光疗法包括红光、蓝光、蓝紫光及多光谱疗法。可见光光量子能量介于红外线与紫外线两者之间，具有热效应。蓝光、紫光靠近紫外线，光量子能量较大，具有一定的光化学作用。可见光对组织的穿透深度约为 1 cm，可达真皮及皮下组织。其中波长最长的红光穿透最深；随波长缩短，光的穿透力减弱。可见光的色素沉着作用与红外线相似。

（1）可见光疗法的治疗作用。各种颜色光的刺激对基础代谢和整个人体活动有明显作用，且主要是通过皮肤和视觉器官起作用。光疗法主要有温热作用（改善代谢、循环等）、光化学热效应（蓝紫光具有的光化学作用可用于治疗胆红素脑病）、镇静作用（蓝光使神经反应减慢，降低神经兴奋性，具有镇静作用），以及增强体质、改变神经肌肉兴奋性的作用（红光使神经反应加速、肌张力增加，具有兴奋作用；黄光、绿光与红光的作用相反；蓝紫光具有抑制作用）。

（2）可见光疗法的治疗技术。治疗用的红光或蓝光通常是在太阳灯前加红光或蓝光滤过板获得，也可用特定的红光、蓝光灯泡进行治疗。红光照射距离一般为 10～20 cm，蓝光照射为 5～10 cm。其余操作技术同红外线疗法。

（3）可见光疗法的适应证。红光治疗的适应证同红外线疗法相同，可用于治疗神经炎、软组织损伤、肌纤维组织炎、关节炎等。蓝光治疗适用于灼性神经痛，急性、亚急性湿疹或带状疱疹，新生儿胆红素脑病等。

（4）可见光疗法的禁忌证。包括恶性肿瘤、出血倾向、高热、活动性结核、严重动脉硬化、代偿不全的心脏病等。

（三）紫外线疗法

利用紫外线照射预防或治疗疾病的方法称为紫外线疗法。紫外线在光谱中位于紫光之外，光量子能量高，有明显的光化学效应，包括光分解效应、光合作用、光聚合作用、光敏作用、荧光效应，故又称为光化学射线、化学光线。紫外线波长范围 180～400 nm，根据生物学特点分为 3 段：长波紫外线（400～320 nm），中波紫外线（320～280 nm），短波紫外线（280～180 nm）。紫外线对人体的穿透力很弱，且波长越短透入越浅。

紫外线主要生物学作用是光化学效应，其反应强度受反射、散射、吸收和穿透程度而异。人体皮肤对紫外线的吸收程度依其皮肤的色泽及皮肤对紫外线的反射而不同。短波和中波紫外线很大部分被角质层和棘细胞层吸收，故其光化学反应主要发生在浅层组织中。皮肤对波长 220～300 nm 紫外线的反射少于波长 400 nm 紫外线。

1. 紫外线疗法的治疗作用

（1）红斑反应。皮肤接受一定剂量的紫外线后，经过一定时间，照射野的皮肤上呈现均匀的、边界清楚的充血反应，称为紫外线红斑。紫外线红斑反应本质是一种光化性皮炎，属于非特异性炎症。其形成机制较复杂，主要有体液和神经两方面因素。影响紫外线红斑强弱的因素有年龄、性别、肤色、部位、过敏体质、机体的患病状态、致敏药物及局部温热治疗等。紫外线照射后必须经过一定时间才能出现红斑反应，这段时间即称为潜伏期。潜伏期的长短与紫外线的波长有关。长波紫外线红斑的潜伏期较长，一般为 4～6 h；短波紫外线红斑的潜伏期较短，一般为 1.5～2 h。红斑反应于 12～24 h 达到高峰，之后逐渐消退。红斑反应的局部组织学改变为血管扩张、充血、渗出、白细胞增多。通常于照射 30 min 后发生变化，8～24 h 达高峰，24～48 h 表皮细胞和组织间水肿，72 h 丝状分裂、增生，表皮变厚，1 周内棘细胞层厚度达最大，7～10 d 后细胞增生减弱，30～60 d 逐渐恢复正常。

影响红斑反应的因素主要有：①波长和剂量；②局部皮肤敏感性：身体不同部位对紫外线的敏感性不同，腹、胸、背、腰的敏感性最高，手足的敏感性最低；③生理状态；④疾病因素；⑤药物：有些药物能增强红斑反应，如补骨脂、B 族维生素；有些药物能减弱紫外线红斑；⑥植物：有些植物能增强红斑反应，如无花果、灰菜、苋菜、茴香、芹菜、莴苣等；⑦季节。

红斑反应的机理：①组胺说。②血管内皮损伤学说：紫外线使血管内皮细胞变性，产生 A - 球蛋白和血管舒缓素，导致激肽的产生，引起血管扩张，出现红斑。③紫外线对组织蛋白的分解作用。④溶酶体说。⑤前列腺素说：紫外线照射后皮肤内有前列腺素合成。前列腺素是引起充血、水肿、细胞损伤等反应的炎症介质之一，对扩张血管的组胺和激肽有调节作用。应用抑制前列腺素合成的药物消炎后，可使红斑反应减弱。前列腺素可能是紫外线红斑形成的介质，而组胺、激肽等是辅助因素。

红斑反应的治疗作用：①消炎作用；②镇痛作用；③加强药物作用：紫外线红斑可增强水杨酸钠治疗慢性风湿性关节炎的疗效。

（2）促进组织再生。小剂量紫外线照射可刺激细胞分解产生生物活性物质——类组胺物质，加速细胞分裂增殖，促进肉芽组织和上皮生长，加速伤口愈合；使 RNA 合成先抑制而后加速，与 DNA 合成的加速一致，促进组织修复过程。大剂量照射时先抑制细胞增长，随后细胞生长、繁殖加快。但照射剂量过大，则破坏细胞 DNA、RNA，导致蛋白质变性，细胞死亡。

（3）杀菌作用。大剂量紫外线照射后的光化学作用可以使 DNA 严重受损，结构改变，引起细胞生命活动的异常或导致细胞的死亡。波长 253～260 nm 紫外线杀菌作用最强。紫外线杀菌效力受波长、强度、菌种、环境等因素影响。当紫外线达到一定强度时，还可以破坏组氨酸、蛋氨酸、酪氨酸、色氨酸等，进而直接影响酶的活性中心。

（4）促进维生素 D_3 的形成。人体皮肤内的 7-脱氢胆固醇经紫外线照射后成为胆钙化醇（内源性维生素 D_3），再经肝、肾羟化而成为维生素 D_3。波长 275～297 nm 的紫外线促维生素 D 合成作用较显著，以 283 nm 和 295 nm 为最大吸收光谱。

（5）脱敏作用。多次小剂量紫外线照射可使组织蛋白质分解、产生少量组胺；组胺进入血液后刺激细胞产生组胺酶，足够的组胺酶可分解过敏反应时血液中过量的组胺。因此，紫外线多次反复照射可以治疗支气管哮喘等过敏性疾病。另外，紫外线照射可保持血液中钙、磷的相对平衡；而钙离子可降低血管的通透性和神经兴奋性，减轻过敏反应，是紫外线脱敏的机制之一。

（6）免疫、保健作用。紫外线照射后，人体细胞免疫和体液免疫功能均增强。

（7）致癌作用。当前认为正常人体有切除性修复功能，不至于因紫外线对 DNA 的影响而使细胞畸变。因此，紫外线照射一般不引起癌变。着色性干皮病患者，缺乏切除修复功能，照射紫外线有可能致癌。

2. 紫外线疗法的治疗技术

常用的紫外线光源有高压水银石英灯、低压水银石英灯、黑光灯（低压汞银荧光灯）等。前两者用于体表照射，黑光灯主要用于光敏治疗。高压水银石英灯的水冷式体腔灯头和低压水银灯加上石英导子可进行体腔、伤口和窦道照射。

（1）紫外线疗法的治疗剂量。紫外线剂量测量方法较多，临床中主要用生物剂量来表示照射剂量。一个生物剂量（MED）是指紫外线灯管与皮肤保持一定距离时，照射皮肤引起最弱红斑所需的照射时间，单位是秒（s）。不同个体、疾病不同阶段对紫外线的敏感度不同，故治疗前必须测定生物剂量。

紫外线照射治疗的剂量按照射野皮肤反应的强弱分为 6 级：Ⅰ级，亚红斑量，<1MED，皮肤无红斑反应；Ⅱ级，阈红斑量，=1MED，皮肤出现刚可看见的红斑；Ⅲ级，弱红斑量，1~3MED，皮肤出现弱红斑；Ⅳ级，中红斑量，3~5MED，皮肤出现清晰可见的红斑，伴有轻度肿痛；Ⅴ级，强红斑量，6~8MED，皮肤出现强红斑，伴有明显肿痛、脱皮；Ⅵ级，超红斑量，>9~10MED，皮肤出现极强红斑，并有水疱、大片脱皮。

紫外线照射一般隔日 1 次，急性炎症可每日 1 次。为维持治疗所需要的红斑，下一次照射剂量应在前次照射剂量的基础上做适当增加。

（2）紫外线疗法的照射方法。紫外线照射方法有全身照射、局部照射、体腔照射和光敏治疗等几种。紫外线照射时应注意保护患者和治疗师的眼睛，以防发生电光性眼炎。非照射部位应严密遮盖，避免超面积、超剂量照射。

3. 紫外线疗法的适应证

紫外线疗法适用于各种炎症，如皮肤、皮下急性化脓性感染、感染或愈合不良的伤口等；气管炎、支气管炎、支气管哮喘、各种关节炎等。还可用于骨质疏松症疼痛、急性神经痛、周围神经炎、佝偻病、软骨病等。此外，也可用于玫瑰糠疹、银屑病、白癜风、变态反应性疾病（如支气管哮喘、荨麻疹）等。

4. 紫外线疗法的禁忌证

禁忌证包括恶性肿瘤、心肝肾功能衰竭、尿毒症、出血倾向、活动性肺结核、急性湿疹、光过敏性疾病。内服、外用光敏药者（光敏治疗除外）和食用光敏性蔬菜者，着色性干皮病、中毒伴发热及皮疹的传染病者等不宜用本疗法。

三、康复治疗的超声波疗法

超声波是指频率在 20000 Hz 以上，不能引起正常人听觉反应的机械振动波。将超声波作用于人体以治疗疾病的方法称为超声波疗法。临床上治疗用的超声波常用频率一般为 800~1000 kHz。

（一）超声波的物理性能

（1）声波是物体的机械振动产生的能在媒体中传播的一种纵波。

（2）医用超声波的声头直径一般为其波长的 6 倍以上，因而声头上声束的强度是越接近于中心越强而成束射。

（3）超声波在空气中衰减异常急剧，所以在治疗中声头下极小的空气泡也应避免。

（4）超声波作用于人体时，人体与发声器之间不应有空气。所以，为了避免出现空气层，并使声头与治疗部位密切接触，必须在治疗体表与声头之间加耦合剂。注意超声声头不能空载，否则会造成声头内晶片过热而受损。

（二）超声波的治疗作用

1. 超声波的机械作用

超声波的机械作用是超声波的一种最基本的作用，可以引起生物体许多反应。

（1）超声波振动在组织中可以引起细胞波动而显示出一种微细的按摩作用，使局部血液和淋巴循环得到改善，对组织营养和物质代谢均有良好影响。

（2）超声波可刺激半透膜的弥散过程，增强其通透性，从而促进其新陈代谢，提高组织再生能力。临床上常用于治疗某些循环障碍性疾病，如营养不良性溃疡等。

（3）超声波还可使脊髓反射幅度降低，反射弧受抑制，神经组织的生物活性降低，故有明显的镇痛作用。

（4）超声波的机械作用能使坚硬的结缔组织延长、变软，因而能治疗瘢痕、硬皮症及挛缩等。

因此，超声波的机械作用对生物体具有软化瘢痕组织、增强渗透性、提高血液淋巴循环、刺激神经系统和细胞功能等作用。这在超声治疗作用机制中具有重要意义。

2. 超声波的化学作用

超声波能加速和抑制化学反应。其原因甚多，如超声场中质点间的摩擦力能引起化学键的断裂，局部高温能加快化学反应进行的速度。

（1）超声波能使复杂的蛋白质较快地解聚为普通的有机分子，因而能活化许多酶。

（2）在超声波的作用下，组织 pH 值（酸碱度）向碱性方向变化，从而使局部酸中毒的症状减轻，同时减轻疼痛。

（3）由于超声波可使细胞膜通透性增高，且可使药物解聚，利于药物透入菌体。因此，将超声波与消毒杀菌药并用，可以提高药物杀菌能力。

3. 超声波的热作用和反射作用

（1）超声波的热作用。超声波在人体内产生热，主要是组织吸收声能的结果。人体吸收超声波后转变成热能有以下 3 种变化。

第一，超声波振动通过介质时转变成热能。

第二，超声波使组织细胞周期性紧缩，引起温度升高。

第三，超声波在不同组织的分界处形成热。超声波的热作用可使组织充血，血液循环加强，提高通透性和增强化学反应。

（2）超声波的反射作用。超声波不仅作用于皮肤中周围神经浅感受器，而且也作用于深部组织的触压感受器；既可通过体液和反射途径作用于人体，又可通过穴位、经络作用而影响全身，如超声波声头作用于合谷穴可引起面部皮温升高，作用于足三里穴可引起胃肠功能增强等。

4. 超声波治疗对组织器官的影响

（1）对皮肤的作用。皮肤是实施治疗时超声波最先接触的部位。治疗时皮肤可有轻微刺激及温热感，用固定法或剂量较大时可有明显热感；治疗后皮肤轻微充血，但无红斑。超声波可引起汗腺分泌增强，但也有少数人不变或减弱。人体不同部位的皮肤对超声波敏感性不同，面部较腹部敏感，腹部又较四肢敏感。

（2）对肌肉及结缔组织的影响。超声波对正常肌肉和结缔组织无明显影响，但可使痉挛肌肉纤维松弛而解痉。超声波对结缔组织增生有软化消炎作用，对凝缩的纤维结缔组织的作用更为明显。因此，超声波对瘢痕及增殖性脊柱炎有治疗作用。

（3）对骨骼的作用。超声波可使骨膜获得较多的热，可促进骨痂的生长。

（4）对神经系统的作用。超声波能降低神经兴奋性，减少神经兴奋冲动，降低神经传导速度，因而有明显镇痛作用。

（5）对心脏血管系统的作用。心电图无改变；剂量适当，可改善血液循环。

（6）对生殖系统的影响。生殖器官对超声波较敏感。治疗剂量虽不足以引起生殖器官形态学改变，但动物实验可致流产，故不宜对孕妇做腹部超声波治疗。

超声波治疗剂量对脑、心、肾、肝、脾等器官无明显影响。

（三）超声波的治疗方法

一般超声波治疗所用超声强度常规为 3 W/cm^2 以下。超声波治疗可分为直接接触法与间接接触法。

1. 超声波的直接接触法

超声波的直接接触法即直接将声头放在治疗部位进行治疗的方法。使用此法时，为使声头与皮肤密切接触，不留气泡，应在声头与皮肤之间涂以相应耦合剂。

（1）移动法。治疗时先在治疗部位涂以耦合剂，声头轻压体表，并在治疗部位做缓慢往复移动或圆周移动，移动速度以 1～2 cm/s 为宜，常用强度为 0.5～1.5 W/cm^2。移动法在超声治疗中最为常用，适用于范围较大的病灶治疗，可应用较大的剂量，但在治疗中不得停止声头的移动。

（2）固定法。声头固定于病变处。超声波强度为 0.2～0.5 W/cm^2，时间为 3～5 min。多用于神经根或较小的病灶及痛点等的治疗。此法应用时易发生局部过热、骨膜疼痛等。

2. 超声波的间接接触法

（1）水下法。此法常用于治疗表面形状不规则、有剧痛或不能直接接触治疗的部位，如手指、足趾、四肢关节及开放性创伤、足部溃疡等。治疗时将声头和治疗肢体一起浸入 36～38 ℃的温开水中，声头距治疗部位 2～3 cm，做缓慢往复移动。

应注意声头与治疗部位距离保持恒定，否则剂量不准。水下法的优点是声波不仅能垂直地而且能倾斜地或成束状辐射到治疗部位，水可使超声波传导改善。

（2）借助辅助器治疗。对某些部位，如面部、颈部、脊柱、关节、阴道以及牙齿等，用普通声头不易实施治疗，必须应用辅助器。

（四）超声波治疗的适应证、禁忌证与注意事项

1. 超声波治疗的适应证、禁忌证

（1）适应证。适用于坐骨神经痛、周围神经痛、神经炎、面神经炎、肩关节周围炎、幻痛、强直性脊柱炎、腱鞘炎、扭伤、挫伤、注射后硬结、血肿、带状疱疹、骨折延迟愈合、脑出血、脑血栓形成、冠心病等。

（2）禁忌证。包括恶性肿瘤、活动性肺结核、多发性血管硬化、心绞痛、心力衰竭、血栓性脉管炎、脊髓空洞症、孕妇下腹部、出血倾向。头部、眼、生殖器部位的治疗也应特别慎重。

2. 超声波治疗的注意事项

（1）治疗时首先要将声头接触治疗部位或浸入水中，方能调节输出，切忌声头放空，否则晶片易因发射生热而受损。

（2）治疗中声头应紧贴皮肤，勿使声头与皮肤间留有空隙。

（3）因移动法剂量较大，治疗时声头勿停止不动，否则易引起疼痛反应。

（4）如患者有疼痛或灼热感时，应立即停止治疗，找出原因予以纠正。

（5）应用水下法治疗时，应采用温开水（36～38℃）。

（6）进行胃肠治疗时，患者应饮温开水 300 ml 左右，取平坐或立位进行治疗。

四、康复治疗的磁疗法

利用磁场的物理能作用于人体而治疗疾病的方法称为磁疗法。磁场类型主要有恒定磁场（磁感应强度与方向不随时间而发生变化的磁场，或称为静磁场），动磁场（磁感应强度与/或方向随时间而发生变化的磁场）。动磁场又可以分为：①交变磁场，即磁感应强度与方向随时间发生变化的磁场；②脉动磁场，即磁感应强度随时间发生变化而方向不变的磁场；③脉冲磁场，即

磁感应强度随时间而突然变化、突然发生、突然消失、重复出现前有间歇、频率和幅度可调的磁场。

（一）磁疗法的治疗原理

1. 调节体内生物磁场

（1）生物电流。人体内存在生物电流，人体在疾病状态时生物电流发生改变，心电图、脑电图、肌电图等检测方法就是将人体内的生物电流进行记录，通过分析判定所记录的生物电信号是否正常，从而达到诊断疾病的目的。

（2）生物磁场。根据磁电关系，电流可以产生磁场。人体内的生物电流就产生了体内的生物磁场，生物磁场可用于疾病的诊断，如脑磁场图、胃磁场图等。正常生理与病理情况下人体内的生物磁场是不同的。在病理情况下，应用外加磁场对体内的生物磁场进行调节，使体内生物磁场趋向正常，是磁疗法的重要原理。

（3）产生感应微电流。根据磁电关系，磁场可以产生感应电流。人体内形成的感应微电流对机体的生物电流产生影响，进而影响机体功能，从而达到磁场对人体的治疗作用。如微电流可引起体内钾、钠、氯等离子分布与移动的变化，改变膜电位，改变细胞膜的通透性而产生相应的生物学效应；微电流可刺激神经末梢，调节神经功能。

2. 具有局部作用和神经、体液作用

（1）局部作用。在局部作用中，磁疗对穴位的作用效果尤为明显，可以出现类似针刺穴位的感觉。穴位是人体电磁最活跃点，对穴位实施磁疗法可以达到平衡经络的作用。

（2）神经作用。当磁场作用于人体时，可刺激人体的感受器，感觉传入沿神经传导通路直达脊髓和脑，通过神经反射影响局部直至整个机体。

（3）体液作用。磁场对体液的影响是使血管扩张、血流加速，各种致痛物质迅速被稀释或排出，使疼痛减轻和缓解；还可使体内各种内分泌素和各种酶的含量和活性发生改变而达到治疗效果。

（二）磁疗法的生理学效应

磁疗法的生理学效应具体包括以下几个方面。

（1）对心血管功能的影响。磁场对正常心脏无明显作用，对病理性心脏可有改善心脏功能、增强血液循环的作用。磁场对血管有双向调节作用，既可使血管扩张、血流加快，也可使扩张的血管收缩。

（2）对血液的影响。在磁场作用下，白细胞总数降低，去磁后能迅速恢复；磁场对红细胞无影响。磁场还可以降低血脂，降低血液黏稠度。

（3）对胃肠的影响。主要是促进肠系膜血流速度加快，尿液中钾、钠含量增加。磁场对胃肠道具有双向调节作用，对蠕动亢进的胃肠道有抑制作用，而胃肠道功能低下时能促进其蠕动。

（4）对免疫系统的影响。磁场对巨噬细胞功能有激活作用。实验证明，静磁场、旋磁场、低频脉冲磁场作用 60 min 后均可激活巨噬细胞的吞噬功能。但值得注意的是，有的研究表明磁场对免疫系统反应有轻微抑制作用。

（5）对细菌的影响。磁场对大肠埃希菌、金黄色葡萄球菌、溶血性链球菌等有杀灭作用，而对绿脓杆菌无抑制和杀灭作用。

（6）对肿瘤的影响。对不同的肿瘤，磁场有抑制肿瘤细胞生长、杀伤肿瘤细胞或防止肿瘤转移的作用。

（三）磁疗法的治疗作用和治疗方法

1. 磁疗法的治疗作用

磁疗法的治疗作用主要表现在以下几个方面。

（1）镇痛作用。磁疗的镇痛作用十分明显。低场强可用于各种软组织疾病所致的酸痛等；高场强可用于各种局部疼痛，包括术后伤口疼痛；超强磁场可用于剧烈的神经疼痛。

（2）抗炎消肿作用。磁疗可以用于局部各种炎症，包括特异性炎症（如毛囊炎、疖肿）与非特异性炎症（骨关节炎等）。

（3）镇静的作用。磁疗有较好的神经调节作用，可以用于失眠等睡眠障碍及自主神经功能失常等症。

（4）促进骨折愈合的作用。局部的生物磁场有刺激成骨细胞活性的作用，促使骨痂愈合。

（5）其他作用。磁疗有降压、止泻、软化瘢痕、抑制肿瘤细胞生长等作用，磁处理后的水有排石作用。

2. 磁疗的方法

（1）静磁法。分为直接静磁法和间接静磁法。

（2）动磁法。分为电磁法、旋磁法、脉动直流电磁法、脉冲磁疗法、磁电脉冲疗法、磁按摩法等。

（四）磁疗法的适应证与禁忌证

（1）适应证。适用于慢性支气管炎、哮喘、婴幼儿腹泻、高血压、肾结石、胆结石、慢性结肠炎、慢性前列腺炎、颈椎病、肩周炎、坐骨神经痛、扭挫伤、血肿、注射后硬结等。

（2）禁忌证。没有绝对禁忌证。为了慎重起见，对一些急性、危重疾病患者，如急性心肌梗死、急性传染病、出血、脱水等患者，暂不考虑磁疗，以免延误病情。白细胞低下、高热、有出血倾向者及孕妇、体质非常弱者也应慎用。

五、康复治疗的冷疗

冷疗是指应用低于体温的介质接触人体，使之降温以治疗疾病的方法。冷疗按照温度的不同，可分为冷敷与冷冻疗法。

冷敷（冷疗）所用的温度一般高于0℃，降温缓慢，不会引起局部组织损伤。冷疗法有局部或全身应用之分。局部应用的冷疗法有冰袋、冰垫、冰水浸浴、冰块按摩、低温湿敷、冰运动疗法（将患部浸入冰水 10～20 min，或用冰块按摩 5～7 min，随即进行主动和被动运动）、冷空气喷射疗法。全身应用有酒精擦澡、湿包裹、冷水灌肠等。全身冷疗广泛用于健身，如冷水浴、冬泳、冰块擦澡等。

冷冻治疗所用的温度低于0℃，降温急骤，使组织细胞产生冰晶而被破坏。临床上冷冻疗法是以局部应用为主，如用于皮肤病，用于美容祛痣、祛疣等。

（一）冷疗的局部与全身反应

短暂较深的低温可以兴奋神经系统，过长则作用相反；冷作用于局部可使血管收缩，继而扩张，有利于改善局部循环。此外，冷可使呼吸加深。局部冷疗法引起人体的反应分局部的直接作用和继发的全身反应。

（1）局部反应。表现为皮肤血管收缩、汗腺分泌减少、皮肤苍白，周围感觉和运动神经纤维传导速度减慢，一般温度每降低1℃，神经传导速度将降低 2 m/s。冷使皮肤神经感受器功能下降，甚至一过性丧失，其中触觉和冷觉感受器变化最为明显。肌肉受冷后收缩能力降低，这与肌梭兴奋性减低、神经传导速度变慢、组织黏稠度增加有关。由于组织黏稠度增高，肌力减弱、关节发僵，活动范围变小。冷疗使局部组织代谢功能减低，细胞通透性降低，从而减轻局部渗出。上述局部反应均为可逆的，反应的强弱取决于降温的速度和幅度、持续时间和受冷范围。

（2）全身反应。与局部反应的强弱有关，面积小、时间短、降温幅度不大时，全身反应很小或不引起全身反应；反之，引起寒战、出汗减少、心率减慢、呼吸变深等现象。

（二）冷疗的治疗作用

（1）消炎止血。冷使血管收缩，细胞通透性改变，局部渗出及出血减少，局部炎性水肿减轻。可用于急性软组织损伤早期。

（2）镇痛。冷使神经兴奋性下降、传导速度减慢，故能缓解疼痛。

（3）解痉挛。这是肌肉兴奋性及收缩力降低的结果。

（4）退热。冷疗可以降低体温，特别是冷敷于颈部血管处，可以起到保护脑功能作用，临床中用于高热物理降温、神经症等。

（5）提高机体抵抗力。全身冷疗可以起到增强机体抵抗力、抵御寒冷的作用。

（三）冷疗的适应证、禁忌证与注意事项

（1）适应证。适用于高热、中暑、脑损伤和脑缺氧、软组织损伤早期、鼻出血、神经性皮炎等。

（2）禁忌证。包括动脉血栓、雷诺病、系统性红斑狼疮、血管炎、动脉粥样硬化、皮肤感觉障碍、重症高血压病和肾脏病。体质过弱的老年患者及婴幼儿患者也应慎用。

（3）冷疗应用注意事项：①掌握好治疗时间，观察局部情况，防止过冷引起组织冻伤；②非治疗部位注意保暖，观察全身反应，如出现寒战，可在非治疗部位进行温热治疗或停止冷冻疗法；③对冷过敏，局部瘙痒、红肿疼痛、荨麻疹、关节痛、血压下降、虚脱时应停止治疗。

第四章　神经系统疾病及其临床康复

神经系统疾病是发生于中枢神经系统、周围神经系统、自主神经系统的以感觉、运动、意识、自主神经功能障碍为主要表现的疾病。本章重点探讨脑卒中及临床康复、脑性瘫痪及临床康复、周围神经疾病及临床康复、脊髓损伤及临床康复、颅脑外伤及临床康复。

第一节　脑卒中及其临床康复

脑卒中是神经系统的常见病、多发病，具有发病率高、致残率高、病死率高和复发率高的特点，严重危害着人类的生命健康。在存活的脑卒中患者中，约有 3/4 的患者不同程度地丧失劳动能力，其中重度残疾者约占 40%，严重影响了患者的生活质量。现代康复理论和实践证明，脑卒中后进行有效的康复不仅能使患者得到最大限度的功能恢复，而且能够降低其病死率，缩短住院时间，减少医疗费用，并促进患者积极参与社会生活，提高其生活质量。

《中国脑卒中防治报告 2018》指出，虽然我国脑血管病防治工作已初显成效，但仍面临巨大挑战，防治体系亟待进一步加强，脑卒中仍是我国国民第一位死亡病因。

一、脑卒中的病因

脑卒中的病因有多种，如动脉硬化、血管炎、先天性血管病、外伤、药物、血液病及各种栓子和血流动力学改变都可引起急性或慢性脑血管疾病。根据解剖结构和发病机制，可将脑血管疾病的病因归为以下几类。

（1）血管壁病变。以高血压性动脉硬化和动脉粥样硬化所致的血管损害最常见，其次为结核、梅毒、结缔组织疾病和钩端螺旋体等所致的动脉炎，再次为先天性血管病（如动脉瘤、血管畸形和先天性狭窄）和各种原因（外伤、颅脑手术、插入导管、穿刺等）所致的血管损伤，最后还有药物、毒物、恶性肿瘤等所致的血管损伤等。

（2）心脏病和血流动力学改变。如高血压、低血压或血压的急骤波动，以及心功能障碍、传导阻滞、风湿性或非风湿性心瓣膜病、心肌病和心律失常，特别是心房纤颤。

（3）血液成分和血液流变学改变。包括各种因素所致的高黏血症，如脱水、红细胞增多症、高纤维蛋白原血症等。另外，还有凝血机制异常，特别是应用抗凝剂、应用避孕药物、弥散性血管内凝血和各种血液性疾病等。

（4）其他病因。包括空气、脂肪、癌细胞和寄生虫等栓子，脑血管受压、外伤、痉挛等。[1]

二、脑卒中的临床特征

1. 运动功能障碍

脑卒中使高级中枢神经元受损，下运动神经元失去控制，反射活动活跃，患者的肢体不能完成在一定体位下单个关节的分离运动和协调运动，而出现多种形式的运动障碍。联合反应、协同运动和姿势反射是最常见的表现形式。

（1）联合反应。联合反应是指偏瘫患者的患侧肢体不能做任何自主运动，但当健侧上下肢紧张性自主收缩时，其兴奋可波及患侧而引起患侧上下肢发生肌肉紧张，产生相似的运动。

（2）协同运动。协同运动是指偏瘫患者期望完成某项活动时不能做单关节的分离运动，只有多关节同时活动时才能将动作完成。

（3）姿势反射。姿势反射是指由体位改变导致四肢屈肌、伸肌张力按一定模式变化的一种运动。主要包括紧张性迷路反射、紧张性颈反射、紧张性腰反射、阳性支撑反射、对侧伸肌反射及抓握反射等。[2]

2. 感觉功能障碍

感觉是其他高级心理活动的基础。感觉是对客观事物个别属性的反映，如颜色、质地、形状等，这些个别属性整合起来构成事物的整体形象——知

① 贾建平，陈生第. 神经病学［M］. 北京：人民卫生出版社，2018：186.
② 刘敏涛，高志红. 康复训练联合生物电干预对卒中患者功能恢复的影响［J］. 中华物理医学与康复杂志，2019，41（1）：56-57.

觉。脑卒中后感觉传导通路受损，出现感觉障碍，主要表现为一般感觉障碍，如浅感觉的痛觉、温觉、触觉，深感觉的关节位置觉、震动觉、运动觉，以及复合感觉（如实体觉、图形觉、定位觉、两点辨别觉等）和特殊感觉（如偏盲）等感觉障碍。感觉障碍常分为以下几种类型。

（1）脑干型。脑干型为交叉性感觉障碍。延髓外侧和脑桥下部一侧病变损害脊髓丘脑侧束及三叉神经脊束和脊束核，出现同侧面部和对侧半身分离性感觉障碍（痛觉、温觉缺失而触觉存在），如瓦伦堡（Wallenberg）综合征等；延髓内部病变损害内侧丘系引起对侧的深感觉缺失，而位于延髓外侧的脊髓丘脑束未受损，故痛觉、温觉无障碍，即出现深、浅感觉分离性障碍；而脑桥上部和中脑的内侧丘系、三叉丘系和脊髓丘脑束已合并在一起，受损时出现对侧面部及半身各种感觉均发生障碍，但多伴有同侧脑神经麻痹，见于炎症、脑血管病、肿瘤等。

（2）丘脑型。丘脑为深浅感觉的第三级神经元起始部位，受损时出现对侧偏身（包括面部）完全性感觉缺失或减退。其特点是深感觉和触觉障碍重于痛觉、温觉，远端重于近端，并常伴发患侧肢体自发性疼痛（丘脑痛），多见于脑血管病。

（3）内囊型。为偏身型感觉障碍，即对侧偏身（包括面部）感觉缺失或减退，常伴有偏瘫及偏盲，称为三偏综合征，见于脑血管病。

（4）皮质型。大脑皮质中央后回和旁中央小叶后部为皮质感觉中枢，受损时以下有 2 个特点。①出现病灶对侧的复合感觉（精细感觉）障碍，如实体觉、图形觉、两点辨别觉、定位觉和对各种感觉强度的比较障碍，而痛觉、温觉障碍轻；②皮质感觉区范围广，如部分区域损害，可出现对侧一个上肢或一个下肢分布的感觉缺失或减退，称为单肢感觉减退或缺失；如为刺激性病灶，则出现局限性感觉性癫痫（发作性感觉异常）。

3. 平衡功能障碍

平衡功能的产生需要功能完整的深感觉及前庭、小脑和锥体外系等的参与，由各种反射活动、外周本体感觉和视觉调整及肌群间的相互协作共同完成。以上任何一个环节出现问题均可导致平衡功能障碍。

4. 认知障碍

认知是机体认识和获取知识的智能加工过程，涉及学习、记忆、语言、思维、精神、情感等一系列自主、心理和社会行为。认知障碍是指与上述学习、记忆及思维判断有关的大脑高级智能加工过程出现异常，从而引起严重的学习、记忆障碍，同时伴有失语、失用、失认或行为异常等。上述表现可单独存在，但多相伴出现。

（1）学习、记忆障碍。记忆是处理、储存和回忆信息的能力，与学习和知觉相关。记忆过程包括感觉输入→感觉记忆→短时记忆→长时记忆→储存信息的回忆等。短时记忆涉及特定蛋白质的磷酸化和去磷酸化平衡，而长时记忆除特定蛋白质的磷酸化改变外，还涉及新蛋白质的合成。大脑皮质不同的部位受损伤时，可引起不同类型的记忆障碍，如颞叶海马区受损主要引起空间记忆障碍，蓝斑、杏仁核区受损主要引起情感记忆障碍等。

（2）失语。失语是脑损害所导致的语言交流能力障碍。患者在意识清晰、无精神障碍及严重智能障碍的前提下，无视觉及听觉缺损，也无口、咽、喉等发音器官肌肉瘫痪及共济运动障碍，却听不懂别人及自己的讲话，说不出要表达的意思，不理解也写不出患病前会读、会写的字句等。传统观念认为，失语只能是由大脑皮质语言区损害引起的。

（3）失认。失认是指脑损害时患者并无视觉、听觉、触觉、智能及意识障碍的情况下，不能通过某一种感觉辨认以往熟悉的物体，但能通过其他感觉通道进行认知。

（4）失用。失用是指脑部受损害时患者在并无任何运动麻痹、共济失调、肌张力障碍和感觉障碍，也无意识及智能障碍的情况下，不能在全身动作的配合下正确使用一部分肢体功能，去完成那些本来已经形成习惯的动作。如不能按要求做伸舌、吞咽、洗脸、刷牙、划火柴和开锁等简单动作，但患者在不经意时却能自发地做这些动作。一般认为，左侧缘上回是运用功能的皮质代表区，由该处发出的神经纤维至同侧中央前回，再经胼胝体而到达右侧中央前回。因此左侧顶叶缘上回病变可产生双侧失用症，从左侧缘上回至同侧中央前回间的病变可引起右侧肢体失用，胼胝体前部或右侧皮质下白质受损引起左侧肢体失用。

（5）其他精神、神经活动的改变。患者常常表现出语多唠叨、情绪多变、焦虑、抑郁、激动等精神、神经活动方面的异常改变。

（6）痴呆。痴呆是认知障碍最严重的表现形式，是慢性脑功能不全产生的获得性和持续性智能障碍综合征。智能损害包括不同程度的记忆、言语、视空间功能障碍，人格异常及其他认知（概括、计算、判断、综合和解决问题）能力的降低，患者常常伴有行为和情感的异常。这些功能障碍导致患者日常生活、社会交往和工作能力明显减退。

5. 言语障碍

言语障碍是指脑损伤引起语言的和作为语言基础的认知过程的障碍。言语障碍可粗略分为理解及表达 2 个方面。因为交流可通过语言或文字进行，所以受到影响的能力包括语言表达、语言理解、书写及阅读等方面。卒中后言语障碍主要表现为失语症和构音障碍等。

（1）失语症。失语症是指大脑半球损伤导致已获得的语言能力丧失或受损，并非发音器官功能障碍所致。其功能障碍因卒中部位不同而异，主要表现为听、说、读、写四大方面的功能障碍。

第一，口语表达障碍。①流利性：即口语表达流利程度，连续用句的能力。根据患者的表述情况，口语表达障碍可分为流利性失语与非流利性失语。②语音障碍：发音及发音器官运动虽无障碍，但说出的声音与想说的话不完全一样，可以有音位错误与韵律障碍。③呼名障碍或找词困难：是失语症患者的核心症状，多数失语症患者均有不同程度的障碍。④复述困难：患者不能完整无误地复述检查者所说的内容。⑤错语、新语、无意义语音或语义错误的替代词：错语是指音素之间的置换或词与词之间的置换，如将"电视"说成"念诗"，将"桌子"说成"椅子"；新语是用无意义的词或新创造的词代替说不出的词；无意义语音或语义错误的替代词是指患者所说是一串意义完全不明的音或字词的堆砌。⑥语法障碍：即难以组成正确句型的状态，表现为失语法或语法错乱，前者为表达的句子缺乏助词，后者为助词错用或词语位置顺序不合乎语法规则。

第二，听理解障碍。患者可听到声音，但不能或不完全理解语义。包括语音认知障碍和语义理解障碍。

第三，阅读障碍。包括读音障碍和阅读理解障碍。前者是指患者不能正确朗读字词及句子，后者是指患者不能理解所看到的字词和句子。读音障碍和阅读理解障碍可同时存在。

第四，书写障碍。书写障碍是指大脑损伤所致非瘫痪性的书写能力受损或丧失。失语性书写障碍主要表现为构字障碍、语义及语法障碍；非失语性书写障碍常常由视空间障碍所致。

（2）构音障碍。构音障碍是指神经系统受损导致与言语有关的肌肉无力、肌张力异常及运动不协调等，产生发声、发音、共鸣、韵律等言语运动控制障碍。患者通常听理解正常并能正确地选择词汇及按语法排列词句，但不能很好地控制重音、音量和音调。

6. 吞咽障碍

吞咽障碍在脑卒中患者中是很常见的。脑卒中急性期影像学检查发现吞咽障碍发生率为 25% ～ 50%。吞咽障碍主要表现为流口水、构音障碍、进食呛咳、反复肺部感染、体重下降、口腔失用等。吞咽功能减退可造成误吸、支气管痉挛、气道阻塞窒息及脱水、营养不良，从而导致患者病死率增加。吞咽障碍的表现、程度与病变部位有关，延髓的神经核或其周围神经受损导致真性延髓麻痹，双侧大脑运动皮质及皮质延髓束受损导致假性延髓麻痹。

7. 协调运动障碍

协调运动障碍是高级中枢对低级中枢控制的失灵，损伤平面以下的反射异常，肌张力过高，肢体各肌群之间失去了相互协调能力，正常的精细、协调、分离运动被粗大的共同运动或痉挛所取代。一般上肢较下肢严重，远端比近端严重，精细动作比粗大动作受影响明显。运动协调障碍在动作的初始和终止时最明显。尽管偏瘫侧肢体有肌肉收缩活动，如出现用力屈肘、握拳等动作，但这些动作是屈肌共同运动中伴随着痉挛出现而产生的，不能协调进行复杂的精细动作，无法随意恢复到原来的伸展位。

8. 反射亢进

脑损伤后，高级中枢与低级中枢之间的相互调节、制约功能受损，损伤平面以下的各级中枢失去了上一级中枢的控制，正常反射活动丧失，原始的、异常的反射活动被释放，并夸张地出现，引起反射性肌张力异常，表现为平衡反射、调整反射能力减弱，出现病理反射、脊髓反射、姿势反射（肌紧张反射）亢进，造成躯体整体和局部平衡功能的失调，影响正常功能活动的进行。

9. 心理障碍

最常见的是抑郁症，有的伴有焦虑。脑卒中的各种功能障碍，均可导致患者的日常生活活动能力和功能独立性水平不同程度的下降，严重影响其生活质量。

三、脑卒中的康复评定

（一）运动功能评定

评定脑卒中造成的肢体功能障碍比较实用的方法主要有 Brunnstrom 评定

法、福格·迈耶（Fugl-Meyer）评定法、上田敏法。其中，Fugl-Meyer评定法在评定感觉运动功能和平衡功能方面信度和效度较好，但缺点是评定过于复杂和费时；上田敏法对上下肢、手指运动功能的评定简易、快速，但使用较局限；而 Brunnstrom 评定法以其简便、易于操作而在临床中得到广泛应用。

1. Brunnstrom 评定法

Brunnstrom 将脑血管意外后肢体偏瘫恢复过程结合肌力、肌张力变化情况分为 6 个阶段进行评定，见表 4 – 1。[①]

表 4 – 1   **Brunnstrom 功能恢复过程 6 个阶段及功能评定标准**

阶段	上　　肢	手	下　　肢
Ⅰ	无任何运动	无任何运动	无任何运动
Ⅱ	仅出现协同运动模式	仅有极细微的屈曲	无任何运动
Ⅲ	可自主发出协同运动	可有钩状抓握，但不能伸指	坐位和站位上，有髋、膝、踝的协同性屈曲
Ⅳ	出现脱离协同运动的活动：①肩伸展 0°，屈肘 90° 的情况下，前臂旋前、旋后；②在肘伸直的情况下，肩可前屈 90°；③手背可触及腰骶	能侧捏及松开拇指，手指有半自主的小范围的伸展	在坐位上，可屈膝 90°以上，可使足向后滑向椅子后方，在足跟不离地的情况下能背屈踝
Ⅴ	出现相对独立于协同运动的活动：①肘伸直时肩可外展 90°；②在肘伸直时肩前屈 30° ~ 90° 的情况下，前臂可旋前和旋后；③肘伸直，前臂中立位可上举过头	可做球状和圆柱状抓握，手指可做同时伸展，但不能单独伸展	健腿站，患腿可先屈膝后伸髋，在伸膝的情况下可背伸踝，可将踵放在向前迈一小步的位置上

① 王玉龙. 康复功能评定学 ［M］. 3 版. 北京：人民卫生出版社，2018：417 – 419.

续表

阶段	上　肢	手	下　肢
Ⅵ	运动协调近于正常，手指指鼻无明显辨距不良，但速度比健侧慢（≤5 s）	所有抓握均能完成，但速度和准确性比健侧差	在站立位上可使髋部外展到超出该侧骨盆所能达到的范围；在坐位上可在伸直膝的情况下，内旋、外旋下肢，并完成足的内翻、外翻

2. 简化 Fugl-Meyer 评定法

Fugl-Meyer 评定法是 Fugl-Meyer 等在 Brunnstrom 评定法的基础上制定的综合躯体功能的定量评定法，其内容包括上肢、下肢、平衡、四肢感觉功能和关节活动范围的评测，科学性较强，因而相关科研多采用此法。简化 Fugl-Meyer 评定法是一种只评定上肢、下肢运动功能的简化评定形式，具有省时、简便的优点。简化 Fugl-Meyer 运动功能评定中，各单项充分完成评分为 2 分，部分完成为 1 分，不能完成为 0 分。其中，上肢 33 项，下肢 17 项，上下肢满分为 100 分。可以根据最后的总积分对脑卒中患者的运动障碍严重程度进行评定，见表 4 - 2。[①]

表 4 - 2　Fugl-Meyer 运动功能评定积分总表

运动	入院日期	出院日期	最大积分
总运动积分			100
上肢总积分			66
上肢			36
腕和手			30
下肢总积分			34
平衡总积分			14
感觉总积分			24
被动关节活动范围总积分			88
活动范围积分			44
疼痛总积分			44
Fugl-Meyer 总分			226

① 孙远标. 实用康复治疗学（上）［M］. 长春：吉林科学技术出版社，2016：28 - 29.

3. 上田敏法

上田敏法认为，Brunnstrom 评定法从完全偏瘫至完全恢复仅分为 6 级是不够的。因此，上田敏法在 Brunnstrom 评定法的基础上，将偏瘫功能评定分为 12 级，并进行了肢位、姿势、检查种类和检查动作的标准化判定。此方法又称为上田敏偏瘫功能评定法，也是一种半定量的评定方法。

（二）平衡功能评定

（1）三级平衡检测法。三级平衡检测法在临床中经常使用。Ⅰ级平衡是指在静态下不借助外力，患者可以保持坐位或站立位平衡；Ⅱ级平衡是指在支撑面不动（坐位或站立位）而身体某个或几个部位运动时可以保持半衡；Ⅲ级平衡是指患者在外力作用或外来干扰下仍可以保持坐位或站立平衡。

（2）伯格（Berg）平衡评定量表。Berg 平衡评定量表是脑卒中康复临床与研究中最常用的量表，一共有 14 项检测内容，包括：①从坐位站起；②无支撑站立；③足着地，无支撑坐位；④从站立位坐下；⑤床椅转移；⑥无支撑闭眼站立；⑦双足并拢，无支撑站立；⑧上肢向前伸；⑨从地面拾物；⑩转身向后看；⑪转体 360°；⑫用足交替踏台阶；⑬双足前后位，无支撑站立；⑭单腿站立。每项评分 0 ~ 4 分，满分 56 分，得分高表明平衡功能好，得分低表明平衡功能差。

（3）平衡测试分析系统检测。通过检测了解患者动态和静态时身体重心分布情况来判断其平衡能力。一般正常人身体重心分布是两侧肢体分别承担体重的 50%，脑卒中患者则是健侧大于患侧。[①]

（三）日常生活活动能力和生活质量的评定

（1）日常生活活动能力评定。日常生活活动能力的评定是脑卒中临床康复常用的功能评定，其方法主要有巴塞尔（Barthel）指数和功能独立性评定（FIM）。

（2）生活质量评定。生活质量评定分为主观取向、客观取向和疾病相关的生活质量，常用的量表有生活满意度量表、世界卫生组织的生活质量测定量表（WHO-QOL100）和简明健康状况调查量表（SF-36）等。

---

① 王旭豪，马建青，刘开锋，等. 医学训练式治疗对恢复期脑卒中患者步行能力的影响 [J]. 中国康复医学杂志，2019，34（7）：838 - 840.

四、脑卒中的临床康复治疗

在我国，脑卒中呈现出高发病率、高致残率、高病死率、高复发率、高经济负担五大特点。每 12 s 我国就有一人发生脑卒中，每 21 s 就有一人死于脑卒中。因此，应进一步提高对脑卒中康复的重视程度。2019 年 5 月，"2019 中国脑卒中大会暨第九届全国心脑血管病论坛"在北京召开，进一步推进了脑卒中的预防与康复治疗。

脑卒中的康复主要是针对卒中后各种功能障碍进行相应的训练。脑卒中后最初几周功能恢复最快，基本上是在 3 个月以后达到康复平台期。脑卒中 6 个月后瘫痪肢体的运动和步行功能进一步改善的可能性减小，但言语、认知、家务及工作技能在 2 年内都还有进一步恢复的可能。

（1）康复时机的选择。大量临床康复实践表明，早期康复有助于改善脑卒中患者受损的功能，减轻残疾的程度，提高其生活质量。通常主张在生命体征稳定 48 h 后、原发神经系统疾病无加重或有改善的情况下开始进行康复治疗（脑出血患者脑水肿程度相对较重，一般在发病后 1~2 周，病情稳定后开始康复治疗）。对伴有严重并发症的患者，如血压过高、严重的精神障碍、重度感染、急性心肌梗死或心功能不全、严重肝肾功能损害或糖尿病酮症酸中毒等疾病患者，应在治疗原发病的同时，积极治疗并发症，待患者病情稳定 48h 后方可逐步进行康复治疗。

（2）脑卒中的康复应遵循的基本原则。①选择合适的康复时机；②康复评定贯穿脑卒中治疗的全过程，包括急性期、恢复早期（亚急性期）、恢复中后期和后遗症期；③康复治疗计划应建立在康复评定的基础上，由康复治疗小组共同制订，并在治疗方案实施过程中逐步加以修正和完善；④康复治疗应循序渐进，要有脑卒中患者的主动参与及其家属的配合，并与日常生活和健康教育相结合；⑤采用综合康复治疗，包括物理治疗、作业治疗、言语治疗、心理治疗、传统康复治疗和康复工程；⑥保证常规的药物治疗和必要的手术治疗。[①]

（一）脑卒中的急性期临床康复治疗

脑卒中急性期持续时间一般为 2~4 周，待患者病情稳定后康复治疗即可

---

① 王娟，常进红. 脑卒中康复期临床护理路径制订［J］. 重庆医学，2018，47（33）：4315 - 4316.

与临床诊治同时进行。急性期康复目标为预防压疮、呼吸道和泌尿道感染、深静脉血栓形成及关节挛缩和变形等并发症；尽快从床上的被动活动过渡到主动活动，为主动活动训练创造条件；尽早开始床上的生活自理，为恢复期功能训练做准备。

1. 临床康复治疗的运动疗法

（1）床上正确体位的摆放。脑卒中急性期的大部分患者肢体呈弛缓状态，此阶段不仅不能运动，还会出现关节半脱位和关节周围软组织损伤，甚至由于长时间异常体位造成肢体的痉挛模式。正确体位的摆放能预防和减轻肌肉弛缓或痉挛带来的特异性病理模式，防止卧床引起的继发性功能障碍，具体方法如下。

第一，健侧卧位。这种体位是患者最舒服的体位。患肩前伸，肘、腕、指各关节伸展，放在胸前的垫枕上，上肢向头顶上举约100°。患腿屈曲向前放在身体前面的另一垫枕上，既不外旋，也不内旋，避免足内翻。

第二，患侧卧位。患肩前伸，将患肩拉出，避免受压和后缩，肘、腕、指各关节伸展，前臂旋后。患侧髋关节伸展，膝关节微屈，健腿屈曲向前放在身体前面的垫枕上。患侧卧位时，康复人员应注意患肩、患髋不能压在身体下面。

第三，仰卧位。仰卧位不是最佳的体位，因为仰卧位可能加重患者的痉挛模式，如患侧肩胛骨后缩及内收，上肢屈曲、内旋（常常放在胸前）、髋关节轻度屈曲及下肢外旋（可引起外踝压疮）、足下垂及内翻。为预防这些异常，患肩应放在体旁的垫枕上，肩关节前伸，保持伸肘，腕背伸，手指伸展。患侧臀部和大腿下放置垫枕，使骨盆前伸，防止患腿外旋，膝下可置一小枕，使膝关节微屈，足底避免接触任何支撑物，以免足底感受器受刺激，通过阳性支持反射加重足下垂。另外，偏瘫患者应避免半卧位，因该体位的躯干屈曲及下肢伸展姿势直接强化了痉挛模式。

（2）床上体位变换。任何一种体位持续时间过长，都可能引起继发性损伤，如关节挛缩、压疮等。因此，为了防止关节挛缩或维持某一种体位时间过长而导致的压疮，要适时变换体位。床上体位变换方法如下。

第一，被动向健侧翻身。先旋转上半部躯干，再旋转下半部肢体。治疗师一手放在颈部下方，另一手放在患侧肩胛骨周围，将患者头部及上半部躯干转呈侧卧位；然后，一手放在患侧骨盆将其转向侧方，另一手放在患侧膝关节后方，将患侧下肢旋转并摆放于自然半屈位。

第二，被动向患侧翻身。治疗师先将患侧上肢放置于外展90°的位置，再让患者自行将身体转向患侧。若患者处于昏迷状态或体力较差时，则可采用向健侧翻身的方法帮助患者翻身。

体位变换应注意：①每隔2 h变换一次体位，在特殊情况下也不应超过3 h，否则压疮开始形成；②变换体位时不要在肢体远端牵拉，必须对肢体远端及近端均进行支撑并缓慢进行活动；③出现下列症状时，应暂时停止体位变化：血压明显下降，收缩压在100 mmHg（1 mmHg = 0.133 kPa）以下；头部轻度前屈时出现瞳孔散大；患侧瞳孔散大和对光反射消失；呼吸不规则；呕吐频繁；双侧弛缓性麻痹；频发性全身痉挛；去大脑强直状态。

第三，被动活动关节。对昏迷或不能做主动运动的患者，应做患肢关节的被动活动。被动活动关节既可防治关节挛缩和变形，又能让患者早期体验正确的运动感觉，保持大脑皮质对运动的"记忆"。

肢体的被动活动应注意：①被动运动要在关节正常活动范围内进行，若患者出现疼痛，不可勉强；②要充分固定活动关节的近端关节，以防止替代运动；③动作要缓慢、柔和、有节律性，避免因粗暴动作而造成的软组织损伤；④对容易引起变形或已有变形的关节要重点运动；⑤活动顺序应从近端关节至远端关节，各关节要进行各方向的运动，每个动作各做3~5次，每天2次；⑥两侧均要进行，先做健侧，后做患侧。

（3）床上活动。当肢体肌力部分恢复时，可进行早期的助力运动；待肌力恢复至3~4级时，可让患者进行主动活动。急性期的主动训练主要是在床上进行的，目的是使患者独立完成各种床上的早期训练后能够独立完成从卧位到床边坐位的转移。康复治疗的床上活动包括以下几种。

第一，双手交叉上举训练。患者仰卧，双手手指交叉，患手拇指置于健手拇指之上，用健侧上肢带动患侧上肢在胸前伸肘上举，然后屈肘，双手返回置于胸前，如此反复进行。上举过程中，要保证肩胛骨前伸，肘关节伸直，患者可将其上肢上举过头。

第二，双手交叉摆动训练。在完成前项训练的基础上，进行上举后向左、右两侧摆动的训练。摆动的速度不宜过快，但幅度应逐渐加大，并伴随躯干的转移。

第三，利用健侧下肢辅助抬腿训练。患者仰卧，健足从患侧腘窝处插入并沿患侧小腿伸展，将患足置于健足上方。患者利用健侧下肢将患侧下肢抬起，尽量抬高，患侧下肢不得屈曲，然后缓慢放回床面，如此反复进行。

第四，桥式运动。患者仰卧，上肢伸直放于体侧，双腿屈髋屈膝，足支撑在床上。嘱患者将臀部主动抬起，并保持骨盆成水平位，维持一段时间后慢慢放下（双桥式运动）。最初，治疗师可以通过轻拍患侧臀部，刺激其活动，帮助伸髋。随着控制能力的改善，为了进一步提高患侧髋关节伸展控制能力，可逐步调整桥式运动的难度。如将健足从治疗床上抬起，或将健腿置于患腿上，以患侧单腿完成桥式运动，即单桥式运动。①

2. 临床康复治疗的物理因子治疗

常用的疗法有局部机械性刺激（如用手在肌肉表面拍打等）、冰刺激、功能性电刺激、肌电生物反馈和局部气压治疗等，可通过被动引发的收缩与放松逐步改善瘫痪肢体肌肉的张力。

3. 临床康复治疗的中医康复方法

（1）针灸疗法。一般脑卒中患者只要生命体征稳定就可以开始针灸治疗，具体包括头针和体针。

第一，头针。头针治疗脑卒中具有较好的疗效。头针的取穴方法较多，常用的有头皮针标准线取穴法、头穴分区取穴法、头穴透刺取穴法、头穴丛刺取穴法，可根据临床症状选择相应的治疗区进行治疗。

第二，体针。急性期多为弛缓性瘫痪，治疗应尽快提高肌张力，促进肌力恢复，使患者及早摆脱弛缓状态。针刺时上肢以手阳明经穴为主，下肢以足阳明经穴为主，小腿部以足太阳、足少阳经穴为主，如曲池、手三里、外关、合谷、环跳、阳陵泉、足三里、解溪、昆仑。得气后连接脉冲针灸治疗仪，采用疏波，每次治疗 30 min，每日 1 次。

（2）中药治疗。高热不退、痰热内闭清窍者可用安宫牛黄丸，鼻饲或灌肠，每次 1 丸，每 6 ~ 8 h 1 次；痰湿蒙蔽清窍者可灌服苏合香丸，每次 1 丸，每 6 ~ 8 h 1 次鼻饲；出现脱证的患者可以选择使用具有扶正作用的中药注射液，如生脉注射液、参脉注射液、参附注射液；腹气不通、大便秘结者，急用承气汤煎服或清洁灌肠，每日 1 次；呕血、便血者，给予云南白药或三七粉 0.5 ~ 1 g，每日 3 次，冲服或鼻饲。

（3）推拿疗法。从远端至近端进行推拿，尤其要注意对患侧手、肩及下肢的推拿。这有利于改善血液循环，消除肿胀，缓解疼痛，预防压疮和静脉

---

① 杨帆，桑德春，张晓钰，等. 运动想象疗法对脑卒中患者运动功能康复的效果 ［J］. 中国康复理论与实践，2017，23（9）：1081 – 1085.

炎。如果为促进功能恢复，则推拿宜从近端至远端，以促进患侧肢体功能的恢复。在推拿后可进行各关节的被动活动，上肢主要是掌指关节和肩关节，下肢主要是踝关节。在做髋关节和肘关节活动时，活动幅度不宜过大，应采用柔和手法，以免发生骨化性肌炎。患者在体力允许的情况下，可进行自我推拿，效果更好。

（二）脑卒中恢复期的临床康复治疗

脑卒中恢复期一般为 1 年，言语和认知功能的恢复可能需要 1～2 年。发病后 1～3 个月是康复治疗和功能恢复的最佳时期。恢复后期功能进步缓慢或停滞不前，会出现肢体的失用。

恢复期康复目标为运动功能的康复，重点是抑制痉挛、原始反射和异常运动模式，增强肌力，促进协调性和精细运动，恢复和提高日常生活活动能力；进行翻身、坐起和站起训练；进行步行训练，改善步态，恢复步行能力。

1. 恢复期的运动疗法

（1）床上活动，具体方法如下。

第一，分离运动及控制能力训练。患者仰卧，支撑患侧上肢于前屈 90°，让患者上抬肩部，使手伸向天花板并保持一定的时间，或患侧上肢随治疗师的手在一定范围内活动，并让患者用患手触摸自己的前额、另一侧肩部等部位。

第二，屈曲分离训练。患者仰卧，上肢置于体侧。治疗师一手将患足保持在背伸位、足底支撑于床面；另一手扶持患侧膝关节，维持髋关节呈内收位，使患足不离开床面完成髋、膝关节屈曲，然后缓慢地伸直下肢，如此反复练习。

第三，伸展分离训练。患者仰卧，患膝屈曲，治疗师用手握住患足（不应接触足尖），使其充分背伸和足外翻，随后缓慢地诱导患侧下肢伸展，让患者不要用力向下蹬，并避免髋关节出现内收内旋。

第四，髋控制能力训练。摆髋是早期髋控制能力的重要训练方法。患者仰卧，屈髋屈膝，足支撑在床上，双膝从一侧向另一侧摆动。同时，治疗师可在健膝内侧施加阻力，加强联合反应以促进患髋由外旋回到中立位。进一步可进行患腿分、合运动。

第五，踝背屈训练。患者仰卧，屈髋屈膝，双足踏在床面上。治疗师一手拇指、示指分开，夹住患侧踝关节的前上方，用力向下按压，使足底保持着床位，另一手使足背屈外翻。当被动踝背屈抵抗消失后，让患者主动保持该位置，随后指示患者主动背屈踝关节。

（2）翻身训练。患者仰卧，双上肢 Bobath 握手伸肘，头转向要翻转的一侧，肩上举约 90°，健侧上肢带动患肢伸肘向前送，用力转动躯干向翻身侧，同时摆膝，完成肩胛带、骨盆带的共同摆动而达到侧卧。

（3）坐位训练，具体方法如下。

第一，坐起训练。患者首先从仰卧位变换为侧卧位，用健手握住患手置于腹部，头抬起，健侧肘关节屈曲，上臂呈直立位以支撑上半身抬起；健足插入患足下呈交叉状，以健足带动患足向床边挪动；上半身进一步上抬、前倾，同时健手手掌向下放在床上，以支撑身体起立。两足下垂在床沿上。坐起，移开交叉的双腿，两足着地。

第二，坐位平衡训练。平衡训练分静态平衡训练和动态平衡训练。静态平衡训练要求患者取无支撑下床边或椅子上静坐位，髋关节、膝关节和踝关节均屈曲 90°，足踏地或支撑台，双足分开约一脚宽，双手置于膝上。治疗师协助患者调整躯干和头至中立位，当感到双手已不再用力时松开双手，此时患者可保持该位置数秒，然后慢慢地倒向一侧。随后治疗师要求患者自己调整身体至原位，必要时需要给予帮助。静态平衡完成后，让患者双手手指交叉在一起，伸向前、后、左、右、上和下方并有重心相应的移动，此为自动态坐位平衡训练。患者受到突然的推、拉外力时仍保持平衡（他动态平衡），就可以认为已完成坐位平衡训练。

第三，坐位时身体重心向患侧转移训练。偏瘫患者坐位时常出现脊柱向健侧侧弯，身体重心向健侧偏移。治疗师站在患者对面，一手置于患侧腋下，协助患侧上肢肩胛带上提，肩关节外展、外旋，肘关节伸展，腕关节背伸，患手支撑于床面上；另一手置于健侧躯干或患侧肘部，调整患者姿势，使患侧躯干伸展，完成身体重心向患侧转移，达到患侧负重的目的。

（4）立位训练，具体方法如下。

第一，站起训练。患者坐位，双足平放于地面，足尖与膝盖成一直线。治疗师坐在患者对面，膝关节屈曲并抵住患侧膝关节，用肘部将患者上肢抵在自己的腰部，另一手置于患者肩部，协助患者将身体重心向前移动。当双肩前移超过双足时，膝关节伸展而完成起立动作。起立时尽量患侧负重，抬头看前方。

第二，站位平衡训练。静态站位平衡训练是在患者站起后，让患者松开双手，上肢垂于体侧，治疗师逐渐除去支撑，让患者保持站位。注意站位时不能有膝过伸。患者能独立保持静态站位后，让患者重心逐渐向患侧转移，训练患腿的持重能力。同时，让患者双手交叉的上肢（或仅用健侧上肢）伸向各个方向，并伴随有躯干（重心）相应的摆动，训练自动态站位平衡。如果受到突发外力的推拉时仍能保持平衡，说明已达到他动态站位平衡。

第三，患侧下肢负重训练。当患侧下肢负重能力逐渐提高后，就可以开始患侧单腿站立训练，患者站立位，身体重心移向患侧，健手可抓握一固定扶手起保护作用。为避免患侧膝关节过度伸展，治疗师可用手辅助膝关节保持屈曲15°左右，然后患者将其健足抬起，置于患侧膝关节内侧，躯干、骨盆及患侧下肢位置不动，将健侧下肢内收、内旋。

（5）步行训练，具体方法如下。

第一，步行前准备。如扶持站立位下患腿的前后摆动、踏步、屈膝、伸髋练习；患腿负重，健腿向前向后移动及进一步训练患腿的平衡。

第二，扶持步行。治疗师站在患侧，一手握住患手，掌心向前；另一手从患侧腋下穿出置于胸前，手背靠在胸前处，与患者一起缓缓向前步行。训练时要按照正确的步行动作行走或在平行杠内步行，然后扶杖步行（四脚杖、三脚杖、单脚杖），最后徒手步行。

第三，改善步态训练。步行早期常有膝过伸和膝打软（膝突然屈曲）现象，应进行针对性的膝关节控制训练。

第四，复杂步行训练。如高抬腿步、弓箭步、绕圈走、转换方向、越过障碍走、各种速度和节律的步行，以及训练步行耐久力（如长距离的步行、接力游戏），增加下肢力量（如上斜坡、上楼梯），训练步行稳定性（如在窄步道上步行），训练协调性（如踏固定自行车、踏脚踏式织布机等）。

（6）上下楼梯训练。偏瘫患者上下楼梯训练应遵照健足先上、患足先下的原则。①上楼梯：治疗师站在患侧后方，一手协助控制膝关节，另一手扶持健侧腰部，帮助患者将重心转移至患侧，健足先蹬上一层台阶；当健侧下肢在高一层台阶上支撑时，重心充分前移，治疗师一手固定腰部，另一手协助患足抬起，髋膝关节屈曲，将患足置于高一层台阶。如此反复进行，逐渐减少帮助，最终患者能够独立上楼梯。②下楼梯：治疗师站在患侧，一手置于患膝上方，稍向外展方向引导，协助完成膝关节的屈曲及迈步，另一手置于健侧腰部，身体向前方移动；患者健手轻扶楼梯扶手以提高稳定性，但不能把整个前臂放在扶手上。

2. 恢复期的作业疗法

（1）作业治疗。对偏瘫患者应针对其功能障碍采用作业治疗，主要包括以下方法。

第一，肩、肘、腕的训练。如应用墙式或桌式插件进行肩、肘、腕关节的训练，捶钉木板、调和黏土等做肘伸屈的训练。

第二，前臂旋前或旋后的训练。如拧水龙头、拧螺帽，利用圆盘状插件等。

第三，手指精细活动。如用栓状插件进行拇指的对指、内收、屈曲活动，还有捡豆、和面、编织、刺绣、拼图、打字等活动。

第四，改善协调平衡功能的训练。如脚踏缝纫机、拉锯、打保龄球及砂磨板作业等。

第五，改善认知功能的作业训练。脑卒中患者很多存在认知障碍，主要包括注意力障碍、记忆力障碍及定向力障碍等。要针对性地采取相应的作业训练，如注意力、记忆力、定向力、表达力、计算力、理解力等作业训练。

（2）日常生活活动能力训练。日常生活活动能力训练包括床椅转移、穿衣、进食、上厕所、洗澡、行走、上下楼梯、个人卫生等。通过作业治疗，使患者尽可能实现生活自理。

3. 恢复期的物理因子治疗

在脑卒中患者的康复治疗中，可根据需要选择一些恰当的物理因子治疗手段，以改善肌力、缓解痉挛、促进功能重建、抗炎、镇痛。如调制中频脉冲电疗法，可缓解痉挛，改善肌力；功能性电刺激疗法（FES），可以改善肌力，减轻偏瘫肩关节半脱位。

4. 恢复期的言语治疗和心理疗法

（1）恢复期的言语治疗。应尽早地进行言语训练，提高患者残存的言语功能，改善患者的交流能力，促进患者全面康复。

（2）恢复期的心理疗法。脑卒中患者的心理治疗在于早期发现问题，及时干预，不良的情绪对患者全身的状况和各方面的功能都有负面影响。治疗以心理干预和药物为主。

5. 康复工程

脑卒中患者在功能训练和日常生活中要使用或借助一些助行器、自助器具或矫形器来矫正或改善其功能障碍。康复工程技术可为脑卒中后偏瘫患者提供这方面的服务。

6. 中医康复疗法

脑卒中从急性期进入恢复期需要的时间，因人、因疾病的性质和轻重而有较大差异。中医康复方法对脑卒中患者功能恢复的作用日益受到康复医师的重视。

（1）中药疗法。恢复期病机大多为虚实夹杂。气虚血瘀者，宜益气活血，方用补阳还五汤加减；肝肾阴亏者，宜滋补肝肾，方用镇肝熄风汤加减；痰湿阻滞者，宜化痰祛湿，方用半夏白术天麻汤加减。若偏瘫日久，恢复较慢，也可用中药熏洗法，用透骨草、荆芥、防风、桂枝、当归、苏木、牛膝、红花、桑枝，水煎后熏蒸烫洗患肢。每个肢体熏蒸烫洗 30 min 左右。

（2）针灸疗法。①头针：取穴方法同急性期所用方法。②体针：此时偏瘫多以痉挛为主，在针刺选穴时应主要在患侧肢体相应的拮抗肌上选取，兴奋拮抗肌以对抗重力肌的痉挛。取肩髃、臂臑、天井、手三里、外关、髀关、承扶、委中、阳陵泉、悬钟等穴，得气后连接脉冲针灸治疗仪，采用疏密波，每次治疗 30 min，每日 1 次。痉挛较重的患者，可在四肢末梢（手、足）行温针灸。③耳针：可取神门、脑干、枕、颞区、肝、肾等穴位，用王不留行籽贴敷，每 3 d 1 次，辨证取穴。

（3）推拿疗法。推拿按摩可疏通经脉，缓解肢体痉挛，改善局部血液循环，预防压疮，促进患肢功能恢复。对偏瘫肢体进行推拿时，多采用较缓和的手法，如揉、摩、擦，治疗时间宜长，以使痉挛肌群松弛。穴位推拿的取穴，可参照针灸取穴进行。推拿手法要平稳，由轻而重，以不引起肌肉痉挛为宜。推拿可结合运动疗法同时进行。

（4）传统运动疗法。可选用太极拳、八段锦、六字诀等气功导引练习。

（三）脑卒中后遗症期的临床康复治疗

后遗症期是指脑卒中发病后 1 年以上的时期。此期患者不同程度地留下各种后遗症，如痉挛、肌力减退、挛缩畸形、共济失调、姿势异常甚至软瘫。脑卒中后遗症期的临床康复治疗方法如下。

（1）继续强化患侧的康复训练，以防止功能退化，提高日常生活活动能力。值得一提的是强制运动疗法，当前该方法主要应用于慢性期卒中患者（发病半年以上）的上肢治疗。患肢至少具备以下条件：主动伸腕 10°，拇指掌侧或桡侧外展 10°，其余四指中任意两指的掌指和指间关节可以伸展 10°。

患者没有明显的平衡障碍，能自己穿戴吊带，无严重的认知障碍、痉挛、疼痛及并发症。

其主要的临床干预方法为连续 10 ~ 15 d 对患侧上肢保持每天至少 6 h 的训练量，同时对健侧上肢进行 2 ~ 3 周的限制性使用。这种疗法的突出优点在于其治疗效果可以很好地转化为真实环境中的能力，患者可以在日常生活活动中大幅度增加患侧肢体的实际使用。

（2）患侧功能不可恢复或恢复很差的，应充分发挥健侧的代偿作用。

（3）矫形器和辅助器具的使用。针对患者的功能水平、残疾的适应水平、居住环境与建筑情况，指导其使用各种矫形器、辅助器具，是十分必要的，如日常生活中用以帮助吃饭、洗澡、穿衣、修饰、行走的器具和轮椅，以及用于支撑和制动、预防畸形的各种矫形器。这些器具的运用可以补偿患者的功能，帮助患者提高日常生活活动能力。

（4）改善周围环境，方便患者完成日常生活活动和预防跌倒。例如，门槛和台阶改成斜坡；厕所改成坐厕或凳式便器；在经常活动的范围内，墙上应装上扶手；床铺高度以 40 cm 左右为宜。

（5）中医康复方法。①中药疗法：脑卒中后遗症期主要病机是气虚血瘀、脉络痹阻。治疗应以益气活血为原则，方用补阳还五汤加减。②针刺疗法：此期体刺以阳明经为主，用以补益气血，促进脾胃运化，从而达到加强肌肉功能，促进肢体功能恢复的效果。③推拿疗法。④传统运动疗法。

第二节　脑性瘫痪及其临床康复

脑性瘫痪（CP）是由发育不成熟的大脑先天性发育缺陷或获得性等非进行性脑损伤所致，以运动功能障碍为主的致残性疾病。表现为永久性运动障碍和姿势异常。迄今为止，脑性瘫痪的预防与康复治疗仍是世界性难题。

脑性瘫痪是一组持续存在的中枢性运动和姿势发育障碍、活动受限综合征，这种综合征是由发育中的胎儿或婴幼儿脑部非进行性损伤所致。脑性瘫痪的运动障碍常伴有感觉、知觉、认知、交流和行为障碍及癫痫和继发性肌肉骨骼问题。

一、脑性瘫痪病因与病理

（一）脑性瘫痪病因

脑性瘫痪病因复杂多样。既往研究认为围产期因素是导致脑性瘫痪的主要病因；近年研究表明70%～80%的脑性瘫痪发生于出生前，出生时窒息所致脑性瘫痪不到10%，还有很大比例的脑性瘫痪病因不明。

（1）脑性瘫痪出生前因素。出生前因素主要包括母亲妊娠期各种感染、用药、先兆流产、妊娠中毒症、重度贫血、胎盘脐带病理等母体因素及遗传因素，还包括多胎妊娠和辅助生殖技术的应用。

（2）脑性瘫痪围产期因素。围产期因素主要包括早产和产时因素。早产是目前发现导致脑性瘫痪的最常见因素之一，但早产背后可能另有病因；低出生体重儿或巨大儿发生脑性瘫痪的概率是正常体重儿的数十倍；胎盘功能不全、缺氧缺血、胎粪吸入、Rh或ABO血型不合、葡萄糖-6-磷酸脱氢酶缺乏症、高胆红素血症等也与脑性瘫痪有关；足月妊娠的胎盘早剥、前置胎盘、脐带绕颈或胎粪吸入，可能会引起新生儿窒息，导致缺血缺氧性脑病，进而发生脑性瘫痪。

（3）出生后因素。主要包括缺血缺氧性脑病、脑部感染、新生儿期惊厥、呼吸窘迫综合征、外伤性或自发性颅内出血、脑外伤、胆红素脑病、脑积水、中毒等。[1]

（二）脑性瘫痪病理学改变

脑性瘫痪的病理改变非常广泛且不固定，临床表现严重的脑性瘫痪不一定有影像学改变。

（1）脑损伤主要部位。①锥体系（大脑皮质、锥体束）；②锥体外系（基底核、丘脑、海马等部位）；③小脑。

（2）脑损伤常见的神经病理改变。中枢神经系统发育障碍及先天畸形，脑室周围白质软化（PVL），颅外伤、产伤所致脑损伤，胆红素脑病，缺血缺氧性脑病，TORCH先天性感染。主要改变可概括为皮质、灰质团块、脑干神经核的神经元结构改变，白质中神经纤维变性及髓鞘分离等。上述各种脑损

---

① 李高峰，丛燕，周大伟，等. 全身振动刺激在脑性瘫痪患者临床康复中的应用 [J]. 中华物理医学与康复杂志，2016，38（5）：397－400.

伤往往不单独存在，临床表现常以一种损伤为主。

（3）脑性瘫痪患者骨关节和肌肉系统的改变。脑性瘫痪患者骨关节和肌肉系统的改变是由慢性运动障碍所致。这些变化进一步限制了脑性瘫痪儿童的运动功能，从而导致二次损伤，并与原发性损伤交织在一起，加重了病情，增加了康复的难度。

二、脑性瘫痪的临床分型与分级

当前国际上脑性瘫痪分型标准趋于简化，在注重临床表现及解剖学特征的同时，更注重功能判定。

（1）脑性瘫痪的分型。脑性瘫痪分痉挛型四肢瘫、痉挛型双瘫、痉挛型偏瘫、不随意运动型、共济失调型和混合型。最常见的是痉挛型，约占75%，不随意运动型约占20%，共济失调型约占5%。

（2）脑性瘫痪的分级。按粗大运动功能分级系统（GMFCS）分级。0～2岁、2～4岁、4～6岁、6～12岁、12～18岁5个年龄段按GMFCS标准，功能从高至低分为Ⅰ级、Ⅱ级、Ⅲ级、Ⅳ级、Ⅴ级。

三、脑性瘫痪的临床表现

脑性瘫痪的主要临床表现为中枢性运动障碍、姿势及运动模式异常（主要表现为粗大和精细运动功能，以及姿势运动模式异常）、活动受限、原始反射延迟消失、立直/矫正反射及平衡反应延迟出现、肌张力异常等。发育神经学异常是脑性瘫痪的特征和核心要素。

（一）痉挛型的临床表现

痉挛型是最常见的脑性瘫痪类型，低出生体重儿和窒息儿易患本型。主要损伤部位是锥体系，病变部位不同，临床表现也不同。临床检查可见锥体束征、腱反射亢进、骨膜反射增强、踝阵挛阳性。

痉挛型脑性瘫痪主要表现为被动屈伸肢体时有"折刀"样表现；由于屈肌肌张力增高，多表现为各大关节的屈曲、内旋内收模式，受累关节活动范围变小、运动障碍、姿势异常。上肢表现为手指关节掌屈、手握拳、拇指内收、腕关节屈曲、前臂旋前、肘关节屈曲、肩关节内收。下肢表现为尖足，足内翻、外翻，膝关节屈曲或过伸、髋关节屈曲、内收、内旋，呈"剪刀"步态，下肢分离运动受限，足底接触地面时下肢支撑体重困难；多见躯干及上肢伸肌、下肢部分屈肌及部分伸肌肌力降低；动作幅度小，方向固定，运动速率慢。

痉挛型双瘫最常见，主要为全身受累，下肢较上肢严重，多表现为上肢屈曲和下肢伸展模式；痉挛型四肢瘫可表现为全身肌张力过高，上下肢损害程度相似，或上肢较下肢严重；痉挛型偏瘫具有明显的非对称性姿势和运动模式。

（二）不随意运动型的临床表现

损伤部位以锥体外系为主。临床表现以手足徐动多见，此外可见舞蹈样动作等。

不随意运动型脑性瘫痪的主要临床表现为难以用意志控制的全身性不自主运动，面肌、发音和构音器官受累，常伴有流涎、咀嚼吞咽困难、语言障碍，也可见皱眉、眨眼、张口、颈部肌肉收缩、脸歪向一侧、独特的面部表情等；原始反射持续存在并通常反应强烈，以非对称性紧张性颈反射（AT-NR）姿势为显著特征；头部控制差、与躯干分离动作困难，难以实现以体轴为中心的正中位姿势运动模式；由于上肢动摇不定，可使躯干和下肢失去平衡，容易摔倒；主动运动或姿势变化时肌张力突然增高，安静时肌张力变化不明显；当进行有意识、有目的运动时，表现为不自主、不协调和无效运动增多，与意图相反的不自主运动扩延至全身，安静时不自主运动消失。

病变早期部分婴儿表现为松软，主动运动减少，因此早期较难确定病型。此型患儿智商一般较痉挛型高。

（三）共济失调型的临床表现

共济失调型约占脑性瘫痪的 5%，多与其他型混合。主要损伤部位为小脑，以协调及平衡障碍为主要表现。指鼻试验、对指试验难以完成。

共济失调型脑性瘫痪的主要临床表现为不能保持稳定姿势，步态不稳、不能调节步伐、醉酒步态，易跌倒，步幅小，重心在足跟部，基底宽，身体僵硬，方向不准确，过度动作或多余动作较多，动作呆板而机械；肌张力多不增高或可能降低；可见手和头部的轻度震颤，眼球震颤极为常见；语言缺少抑扬声调，而且徐缓。

（四）混合型的临床表现

某两种或几种脑性瘫痪类型同时存在时称为混合型，以痉挛型和不随意运动型同时存在为多见，可能以一种类型的表现为主，也可以大致相同。

四、脑性瘫痪的诊断与康复功能评定

（一）脑性瘫痪的诊断

1. 诊断的必备条件和参考条件

（1）诊断的必备条件。诊断脑性瘫痪的必备条件主要有以下4项。

第一，持续存在的中枢性运动功能障碍（主要表现为粗大及精细运动功能障碍，呈持续性、非进行性）。

第二，运动和姿势发育异常（静态与动态姿势异常）。

第三，反射发育异常（原始反射延迟消失，立直/矫正反射及保护性伸展反射延迟出现，平衡反应或倾斜反应延迟出现，锥体系损伤可出现病理反射、牵张反射亢进及踝阵挛等）。

第四，肌张力及肌力异常（表现为肌张力增高或降低、不稳定或不对称，同时伴有肌力减弱）。

（2）诊断的参考条件（非必备条件）。参考条件主要有2项：①引起脑性瘫痪的病因学依据；②头部影像学佐证（MRI、CT、B超检查）。①

2. 诊断的辅助检查

诊断的辅助检查包括脑性瘫痪直接相关检查和伴随问题的相关检查。

（1）脑性瘫痪直接相关检查包括以下检查。

第一，头部影像学检查。磁共振成像（MRI）被认为是发现脑组织形态结构改变及追踪观察其发育变化情况的最佳方法。不同类型脑性瘫痪的 MRI 影像学特征存在差异。①痉挛型脑性瘫痪，MRI 像常在额叶、顶叶有低信号区，侧脑室扩大等；痉挛型双瘫及四肢瘫儿童以脑室周围白质软化（PVL）为常见，多见于早产儿，也可见多种类型的损伤，包括皮质和皮质下萎缩、脑畸形、多发囊性脑软化、髓鞘发育延迟、皮质-皮质下梗死、皮质下白质软化、先天脑发育畸形、基底核及丘脑损伤等；痉挛型偏瘫以一侧损伤为主。②不随意运动型脑性瘫痪，早产儿以 PVL 为主，足月儿以双侧丘脑、壳核和苍白球改变为主。③不随意运动型与痉挛型混合型脑性瘫痪，可见第三脑室扩大和侧脑室扩大。④共济失调型脑性瘫痪，可见第四脑室扩大及小脑低密度区，也可见小脑萎缩、小脑蚓部损伤、小脑梗死。

---

① 宋雄，邹林霞，林小苗，等. 核心稳定性训练在脑性瘫痪康复中的临床应用［J］. 中国康复医学杂志，2011，26（4）：377，384.

第二，B超检查。仅适用于囟门未闭的小婴儿。新生儿采用B超检查更为经济方便，如发现异常可采用MRI追踪观察。

第三，遗传代谢检查。遗传代谢检查对脑性瘫痪诊断是有力的支持。有脑畸形和不能确定某一特定的结构异常，或疑有遗传代谢病，应考虑遗传代谢检查。

（2）脑性瘫痪伴随问题的相关检查如下。

第一，脑电图。作为判断癫痫发作类型及药物治疗效果的依据，脑电图（EEG）背景波还有助于判断脑发育状况。

第二，诱发电位。诱发电位对判断是否存在中枢性听觉、视觉障碍具有参考价值。脑干听觉诱发电位（BAEP）可用于早期诊断脑性瘫痪儿童听力障碍的性质和程度；视觉诱发电位（VEP）可用于判断脑性瘫痪儿童视觉障碍的性质及程度。

3. 脑性瘫痪的鉴别诊断

脑性瘫痪应与运动发育落后、障碍性疾病（发育指标延迟、全面性发育落后、发育协调障碍、孤独症谱系障碍）、颅内感染性疾病、脑肿瘤、智力落后、进行性肌营养不良、先天性肌迟缓及良性先天性肌张力低下、脑白质营养不良、脊椎肿瘤与畸形等脊椎病、小脑退行性病变、各类先天性代谢性疾病、自身免疫性疾病、内分泌疾病等进行鉴别诊断。

（二）脑性瘫痪的康复功能评定

康复评定是脑性瘫痪儿童康复的重要环节。通过评定可以明确脑性瘫痪儿童的发育水平、功能状况、障碍情况，为制订合理的康复治疗方案、预测和判定康复治疗效果提供依据。根据儿童实际需求和评定目的，可采用国内外公认的评定量表或工具进行评定，也可根据临床经验采用自制的量表或工具进行评定。

1. 评定目的和身体状况评定

（1）评定目的。了解儿童的身体状况、家庭和社会环境相关信息；对儿童的能力及发育情况进行评定，掌握儿童功能障碍的特点，分析功能障碍的程度及与正常标准的差别；为制订康复训练计划提供依据；为疗效评定及残疾等级判定提供客观指标。

（2）身体状况评定。对儿童的一般状况及精神心理状况进行评定，包括身体素质，性格特点、情绪、行为、反应能力等精神心理状况，以及感知觉和认知功能等。

2. 发育水平评定

主要对脑性瘫痪儿童的运动、语言、认知、适应能力等各个方面的发育进行全面评定。常用的评定工具包括格塞尔（Gesell）发育量表、贝利（Bayley）发展量表、皮博迪（Peabody）运动发育量表、S－S儿童语言发育迟缓评价法等。

（1）反射发育评定。小儿反射发育可以准确反映中枢神经系统发育情况。根据神经系统的成熟度，可分为原始反射、姿势反射、平衡反应、背屈反应及病理反射。

第一，原始反射。原始反射包括觅食反射、吸吮反射、握持反射、拥抱反射、张口反射、跨步反射、踏步反射、侧弯反射等。脑性瘫痪儿童往往表现为原始反射不出现、亢进或延迟、消失。

第二，姿势反射。姿势反射是维持姿势平衡、修正姿势的反射总称，可反映神经系统的成熟度，是运动障碍评定的依据。姿势反射主要包括不对称性颈强直反射（ATNR）、对称性紧张性颈反射（STNR）、紧张性迷路反射（TLR）、立直/矫正反射、降落伞反射等。不同的姿势反射应在发育的不同时期出现、消失或终生存在。脑性瘫痪儿童常表现为姿势反射延迟消失、亢进、缺如或延迟出现。

第三，平衡反应。平衡反应是皮质水平的反应，从6个月到1岁逐渐完善。不同体位的平衡反应出现时间不同，终生存在。临床通常检查卧位、坐位、跪立位、立位平衡反应。脑性瘫痪儿童平衡反应出现延迟或异常，重度痉挛型脑性瘫痪几乎不能建立平衡反应；中度、轻度痉挛型脑性瘫痪平衡反应建立不完全，出现较晚；不随意运动型脑性瘫痪大部分反应都可建立，但反应不协调、不直接。

第四，背屈反应。背屈反应是指从背后拉立位的小儿使之向后方倾斜，则踝关节和足趾出现背屈。背屈反应对无支撑站立和行走十分重要。正常小儿出生后15～18个月出现背屈反应，不出现或出现延迟为异常。

第五，病理反射。痉挛型脑性瘫痪可出现病理反射、牵张反射亢进、踝阵挛；痉挛型和不随意运动型脑性瘫痪都可能出现联合反应，如主动用力、张口、闭口时发生姿势的改变等。在检查评定和治疗中，要避免和减少儿童的联合反应。

（2）姿势与运动发育评定。姿势与运动发育评定是早期发现异常及康复效果评定的依据。评定时应根据儿童年龄及临床特点，在俯卧位、仰卧位、坐位、跪立位、立位及体位转换、翻身、爬、行走等不同体位时进行。

第一，脑性瘫痪儿童运动发育的主要特征。存在不同程度的运动发育延迟、运动发育不均衡、姿势和运动模式异常，运动障碍呈现多样性。

第二，评定内容与方法。评定内容包括姿势与运动发育是否落后、是否有异常模式、是否协调对称，以及这种状况是否改善或恶化。可采用一些常用的评定量表进行运动功能评定，如阿尔伯塔（Alberta）婴儿运动量表、粗大运动功能评定（GMFM）、功能独立性评定（FIM）、Peabody 运动发育评定等。

3. 关节活动范围评定

关节活动范围评定是在被动运动下对关节活动范围进行测定。当关节活动受限时，还应同时测定主动运动的关节活动范围并与前者比较。常用评定方法如下。

（1）头部侧向转动试验。正常时左右对称，肌张力增高时阻力增大。

（2）臂弹回试验。使小儿上肢伸展后，突然松手，正常时在伸展上肢时有抵抗，松手后马上恢复原来的屈曲位置。

（3）围巾征。将小儿的手通过前胸拉向对侧肩部，使上臂围绕颈部，尽可能向后拉，观察肘关节是否过中线。正常情况下，新生儿不过中线，4~6个月小儿过中线。肌张力低下时，手臂会像围巾一样紧紧围在脖子上，无间隙；肌张力增高时肘不过中线。

（4）腘窝角。小儿仰卧位，屈曲大腿使其紧贴到胸腹部，然后伸直小腿，观察大腿与小腿之间的角度。正常时 4 个月龄后角度应大于 90°。

（5）足背屈角。小儿仰卧位，检查者一手固定小腿远端，另一手托住足底向背推，观察足从中立位开始背屈的角度。肌张力增高时足背屈角减小，降低时足背屈角增大。正常时 3~12 个月龄小儿的足背屈角为 0°~20°。

（6）股角（又称为内收肌角）。小儿仰卧位，检查者握住小儿膝部使下肢伸直并缓缓拉向两侧，尽可能达到最大角度，观察两大腿之间的角度，左右两侧不对称时应分别记录。肌张力增高时角度减小，降低时角度增大。正常时 4 个月龄后角度应大于 90°。

（7）牵拉试验。小儿仰卧位，检查者握住小儿双手向小儿前上方牵拉。正常小儿 5 个月时头不再后垂，上肢主动屈肘用力。肌张力低时头后垂，不能主动屈肘。

脑性瘫痪儿童易发生挛缩及关节变形，如斜颈、脊柱侧弯、骨盆前倾或侧倾、髋关节脱臼或半脱臼、膝关节屈曲或过伸展、足内翻或外翻等。通过被动屈伸及在不同体位下进行关节活动范围评定，可较好地辨别关节是否存在挛缩。关节变形后容易造成肢体的形态变化，因此还要测量肢体长度及肢体的周径等。

4. 肌张力评定

肌张力的变化可反映神经系统的成熟度和损伤程度。脑性瘫痪儿童均存在肌张力异常。肌张力评定指标量化比较困难，目前多从以下几个方面进行评定。

（1）静息性肌张力评定。评定时儿童多取仰卧位，需保持安静、不活动、精神不紧张。评定内容包括肌肉形态、肌肉硬度、肢体运动幅度改变及关节活动度。关节活动度可通过头部侧向转动试验、臂弹回试验、围巾征、腘窝角、足背屈角、股角等进行判断。

（2）姿势性肌张力评定。姿势性肌张力在姿势变化时出现，静息时消失。可以利用四肢的各种姿势变化观察四肢肌张力的变化。利用各种平衡反应观察躯干肌张力；也可转动小儿头部，发生姿势改变时观察肌张力的变化。

（3）运动性肌张力评定。多在身体运动时观察主动肌与拮抗肌之间的肌张力变化，在四肢主动或被动伸展时检查肌张力的变化。锥体系损伤时，被动运动时出现"折刀"现象；肌张力增高有选择地分布，上肢以内收肌、屈肌及旋前肌明显，下肢以伸肌明显。锥体外系损伤时，被动运动时出现铅管样或齿轮样运动；除上述表现外，可出现活动时肌张力突然增高。

（4）肌张力异常有几种主要表现。①肌张力低下：蛙位姿势，"W"字姿势，对折姿势，倒"U"字姿势，外翻或内翻扁平足，站立时腰椎前弯，骨盆固定差而走路左右摇摆似鸭步、翼状肩、膝反张等；②肌张力增高：头背屈，角弓反张，下肢交叉，尖足，特殊的坐位姿势，非对称性姿势等。

5. 肌力评定

肌力评定通常检查关节周围肌群及躯干肌群，评定时的运动方向主要为屈—伸、内收—外展、内旋—外旋、旋前—旋后。徒手肌力评定（MMT）分级标准通常采用6级分级法，也可在6级分级法的基础上以加号、减号进行细化。

五、脑性瘫痪的临床康复治疗

（一）脑性瘫痪康复的基本原则

（1）早发现、早干预。早期发现异常、早期干预是恢复脑性瘫痪儿童神经系统功能的最有效手段，也是取得最佳康复效果的关键。

（2）康复方案个性化。采取具有个性化特点的综合性康复方法。以儿童为中心，组织医师、治疗师、护士、教师等各学科人员共同制订全面系统、体现个性化特点的康复训练计划，进行相互配合的综合性康复，以实现儿童身心的全面康复。

（3）与日常生活相结合。除正规的康复训练外，还要培训家长和看护者，开展家庭康复。深入了解患儿生活的各种细节，把整个日常生活设计成康复的过程，这样脑性瘫痪儿童不但能学会日常生活能力，而且学习和注意保持正常运动和姿势模式，积极主动地参与到康复训练中。

（4）符合儿童发育特点及需求。为脑性瘫痪儿童营造趣味、游戏、轻松愉快的氛围，采用符合儿童发育特点及需求的康复方法，最大限度地引导脑性瘫痪儿童主动参与，使其身心得到全面发育。

（5）推进社区康复和医教结合。开展社区康复和家庭康复，与社区医疗、妇幼保健、特殊教育、环境改造及宣教等相结合，逐渐形成适合我国国情的小儿脑性瘫痪康复模式，使所有脑性瘫痪儿童得到康复服务。

（6）不同年龄段应选择不同的康复策略。脑性瘫痪儿童正值生长发育时期，不同生长发育阶段具有不同生理、心理及社会功能特点和规律。脑性瘫痪儿童功能障碍特点及程度不同，所处环境也会随着年龄的增长而变化。因此，应针对不同年龄段脑性瘫痪儿童选择不同的康复策略。

（二）脑性瘫痪的主要康复方法

1. 物理治疗

物理治疗（PT）包括运动疗法及物理因子疗法。

（1）脑性瘫痪的运动疗法。脑性瘫痪的运动疗法的基本原则、要点和主要技术如下。

第一，脑性瘫痪的基本原则：①遵循儿童运动发育规律，以主动运动及诱发运动为主，促进运动发育；②抑制异常运动模式，诱导正常运动模式，促进左右对称的姿势和运动，逐渐实现运动的协调性，使儿童获得保持正常姿势的能力，提高整体运动功能；③改善肌张力；④增强肌力；⑤处理局部功能障碍；⑥肌-骨骼系统的管理；⑦根据需求采用目前国内外公认的技术，主要采取多种技术与方法的联合运用，训练中应高度重视针对性、个性化、多系统、多角度训练，强调综合康复治疗。

第二，脑性瘫痪运动疗法主要包括头部的控制、支撑抬起训练、翻身训练、坐位训练、膝手立位和高爬位的训练、站立和立位训练、步行训练、步态改善和实用性训练等。

第三，脑性瘫痪的主要技术：①神经生理治疗技术中的神经发育学疗法及神经易化技术被广泛采用，包括 Bobath 技术（神经发育学疗法的代表技术，是当代小儿脑性瘫痪康复治疗的主要疗法之一）、Rood 技术、Brunnstrom 技术、本体感觉神经肌肉促进技术（PNF）、菲尔普斯（Phelps）技术等；②引导式教育（Pete 疗法）；③运动控制（MC）及运动再学习（MRP）疗法；④其他技术，如强制性诱导疗法、减重步态训练、平衡功能训练、借助于辅助器具的训练等；⑤核心肌稳定训练等。

（2）脑性瘫痪的物理因子疗法。脑性瘫痪的物理因子疗法包括：①功能性电刺激疗法中的经皮神经电刺激法、神经肌肉电刺激法、单极运动点电刺激法、仿生物电刺激法、生物电子激导平衡疗法等；②传导热疗法的石蜡疗法、热袋温敷法、温热蜡包疗法、蒸汽疗法等；③水疗法（应用最为广泛）的伯特槽浴、步行浴、水中运动，可增强头部控制、缓解肌紧张、增强平衡能力，还可进行最基本的游泳运动、水中功能训练等；④冷疗法；⑤生物反馈疗法中的肌电生物反馈疗法、脑电生物反馈疗法等；⑥重复经颅磁刺激等。

2. 作业治疗

作业治疗（OT）主要是为了恢复和学习各种精细协调动作，解决生活、学习、工作及社交中所遇到的困难，取得一定程度的独立性和适应能力。同时，让患儿认识自己的障碍和能力所在，学会和养成对自身问题的处理能力。

作业治疗内容主要包括：①保持正常姿势；②促进上肢功能发育；③促进感知觉及认知功能发育；④促进日常生活活动能力发育；⑤促进情绪的稳定和社会适应性的发育；⑥环境改造，以及进食、更衣、如厕、沐浴、交流、休闲活动用自助器具、上肢矫形器、轮椅等的应用。

3. 言语治疗和传统医学康复疗法

（1）言语治疗。言语治疗（ST）有语言障碍的患儿前，必须了解其是否伴有智力障碍、听力障碍、构音障碍、吞咽障碍等，这样才能进行针对性的言语治疗。

言语治疗主要包括：①日常生活交流能力的训练；②进食训练；③构音障碍训练；④语言发育迟缓训练；⑤利用语言交流辅助器具进行交流的能力训练等。

（2）传统医学康复疗法。传统医学康复疗法为中国小儿脑性瘫痪康复的特色疗法，包括针刺疗法的头针、体针、手针、耳针、电针等，推拿按摩疗法的各种手法，穴位注射，中药药浴、熏蒸，是集中药、推拿按摩、针灸为一体的中医综合疗法。

4. 脑性瘫痪的护理与管理

脑性瘫痪儿童的护理和管理主要由护理人员与家属承担，专业人员应重视对家长的教育和辅导，如关注患儿所处的环境状况及精神、营养、睡眠、饮食、消化状况，采取正确抱姿和携带、移动方式，制作和选择简易的防护用具及辅助器具，进行日常生活能力、交流能力、理解能力、交往能力和智力的开发，防止并发症及合并症的发生，合理使用药物等。还要特别注意预防关节畸形和肌肉挛缩。

5. 脑性瘫痪的心理康复

脑性瘫痪儿童可能伴有情绪、性格的问题和障碍，与正常儿童相比较，更易产生自卑感和抑郁的情绪，产生一些心理障碍及学习困难。因此，脑性瘫痪儿童的心理康复提倡早期进行，通过各种方法纠正异常心理发育，促进正常心理发育。

6. 脑性瘫痪的医教结合

脑性瘫痪儿童的教育需早期进行。主要教育途径包括学校教育（普通学校特殊班、特殊学校、普通学校）、康复机构的教育、家庭教育、社区教育等。教育方法主要包括诊疗教学法、主题单元教学法、行为矫正法、任务分析法、引导式教育、感觉统合训练、音乐治疗、电脑辅助教学等。提倡医疗康复与教育康复相结合的教育方法。在保障患儿享有受教育权利的同时，保证其得到最好的康复治疗。

7. 家庭及社区康复

家庭及社区康复（CBR）非常重要。家庭是患儿最佳的也是最终的康复场所，有义务帮助患儿在自己熟悉的环境中得以成功康复。脑性瘫痪儿童定期到康复机构接受康复评定和康复治疗或解决特殊需求，长期以家庭或社区康复站点为基地，进行康复训练和治疗。近年来基于物联网的远程指导家庭康复模式逐渐成熟，并有着良好的发展前景。

8. 职业康复及社会康复

（1）职业康复。职业康复是脑性瘫痪儿童从儿童期转向成年期后回归社会的重要途径，其核心内容是协助大年龄组的脑性瘫痪儿童妥善选择能够充分发挥其潜在能力的最适合的职业，如手工作业、电脑作业、器械作业、服务作业等，帮助他们逐渐学会适应和充分胜任工作，取得独立的经济能力并做出社会贡献。

（2）社会康复。社会康复应充分发挥社区政府、机构及民间的作用，制定相关政策，保障脑性瘫痪儿童享有公平待遇与权利，向他们提供接受教育和培训的机会。开展宣传教育，组织不同形式的社会活动等，帮助脑性瘫痪儿童及家庭真正融入社会。社会工作者应在社会康复、社区康复、集中式康复与社区康复相结合的康复体系中起到桥梁和骨干作用。

第三节   周围神经疾患及其临床康复

周围神经是指中枢神经（脑和脊髓）以外的神经节、神经丛、神经干及神经末梢。它包括 12 对脑神经，31 对脊神经和自主神经（交感神经、副交感神经）。根据分布，周围神经可分为躯体神经和内脏神经，躯体神经是由运动纤维、感觉纤维和自主神经纤维组成的混合神经。周围神经疾患主要是由炎症、外伤、产伤、骨发育异常、铅和酒精中毒等引起受该神经支配的区域出现感觉障碍、运动障碍和营养障碍。

一、周围神经疾患的定义和类型划分

（一）周围神经病的定义

周围神经病分为神经痛和神经病损两大类。神经痛是指受累的感觉神经分布区发生剧痛，而神经传导功能及神经递质无明显变化，如三叉神经痛。神经病损又可分为神经炎、神经损伤两大类。前者泛指周围神经的某些部位因炎症、中毒、缺血、营养缺乏、代谢障碍等而出现的一组疾病，属炎症性质，因而通常称为神经炎。后者与外部损伤有关，轻者可能仅为一过性卡压，如长时间跷"二郎腿"会发生下肢麻木，改变体位并活动下肢即可消失；重者神经断裂，受损神经支配区域出现感觉、运动障碍等。

（二）周围神经损伤类型划分

周围神经损伤主要有 2 种分类法，塞登（Seddon）分类法与森德兰（Sunderland）分类法。Seddon 分类法将神经损伤分为 3 种类型。①神经功能失用：暂时性传导阻滞，神经保持连续性，无瓦勒变性；临床可见运动与感觉功能障碍，数天后恢复。②轴索断裂：轴索连续性破坏，有瓦勒变性；运动、感觉及自主神经功能的完全瘫痪，由完整的神经内膜管引导轴索再生，一段时间后可自行完全恢复。③神经断裂：神经纤维、结缔组织鞘皆断裂，即神经连续性中断，功能完全丧失；无法自行恢复，需手术治疗。

二、周围神经疾患的诊断

周围疾患病因复杂，可能与局部炎症、营养代谢、药物及中毒、血管炎、肿瘤、遗传、外伤或机械压迫等因素相关。这些因素损伤周围神经的不同部位，导致相应的临床表现。依据患者的临床表现、特有体征，结合各类实验室检查、电生理学检查、影像学检查等可以做出诊断。

（一）周围神经疾患的主要障碍

（1）运动障碍。弛缓性瘫痪、肌张力降低、肌肉萎缩、束颤。

（2）感觉障碍。局部感觉消失或感觉异常（局部麻木，疼痛如灼痛、刺痛，感觉过敏）、实体觉缺失等。

（3）反射障碍。浅反射和深反射（腱反射）减弱或消失等。

（4）自主神经功能障碍。①刺激性：皮肤发红、皮温升高、潮湿、角化过度及脱皮等；②破坏性：皮肤发绀、冰凉、干燥无汗或少汗、菲薄，皮下组织轻度肿胀，指甲（趾甲）粗糙变脆，毛发脱落，甚至发生营养性溃疡等。

（5）并发症状。周围神经损伤后，如果治疗不及时，将出现继发症状，如浮肿、关节挛缩等。①

（二）周围神经疾患的临床诊断

1. 周围神经疾患的早期诊断

周围神经疾患的早期诊断是制订正确有效治疗方案的前提，及早明确诊

① 芦海涛. 康复治疗学本科生的神经内科教学探讨［J］. 中国康复理论与实践，2012，18 (6)：571－572.

断，实施适宜的临床治疗手段，患者积极配合早期康复治疗，才可能使肢体及早获得功能上的恢复。错误或延误的诊断，将直接影响肢体的功能康复。

（1）伤病史。询问患者发病史、出现相应神经症状和体征的时间、有无其他疾病史，如果是受伤，应了解受伤细节及与出现症状的关联等。如腕部切割伤，正中神经或尺神经支配区的运动和感觉功能丧失立即发生；若在反复手法整复或小夹板或石膏固定后数小时内出现，可考虑是骨折处的血肿压迫或外固定压迫造成的正中神经损伤。如肱骨内上髁骨折，若数天后出现尺神经支配区的运动和感觉障碍，应考虑为尺神经被局部血肿或水肿组织压迫。

（2）了解受伤部位。受伤部位对预测可能出现的周围神经损伤也是很重要的，上肢、下肢周围神经特定的解剖部位容易受到肢体骨折脱位的影响，造成神经损伤。例如，肩关节前脱位易引起腋神经损伤，肱骨骨干中段骨折易引起桡神经损伤，肱骨踝上骨折易引起正中神经损伤，肱骨内上髁骨折易引起尺神经损伤，桡骨头脱位易引起桡神经深支损伤，髋关节后脱位易引起坐骨神经损伤，腓骨颈骨折易引起腓总神经损伤等。

2. 周围神经疾患的临床检查

神经损伤将引起该神经支配区的运动肌、感觉和自主神经系统的功能障碍。所以，针对周围神经支配区的运动、感觉和自主神经系统的检查是必须的。通过详细的病史采集和体格检查，可以初步判断神经受损的部位和程度；再通过一些特殊物理检查、功能检查与评估，可以进一步确定神经受损的性质、程度及有无合并症等，进而确定康复目标、制订康复计划、评价康复效果，做出预后判断等。

3. 神经损伤诊断要点

（1）有无神经损伤。任何四肢损伤都应考虑神经损伤的存在，任何开放性损伤不论伤口大小和深浅都有邻近神经损伤的可能，特别是闭合性损伤，更应高度警惕神经损伤的发生。感觉神经障碍是判断周围神经有无损伤的重要依据。

（2）神经损伤的定位诊断。应做详细的功能检查，根据运动及感觉丧失情况进行损伤定位诊断。

（3）神经损伤的定性诊断。根据病程、临床体征表现及神经-肌电检测结果，进行综合判断。

三、周围神经疾患的康复功能评定

周围神经疾患的康复功能评定，目的在于正确判断疾病性质、病损的部位，病理变化过程及功能障碍的程度和预后。康复评估的重点是周围神经康复过程中可能存在的问题：①神经的损伤；②运动功能障碍；③感觉、知觉功能障碍；④局部畸形，包括关节肿胀、僵硬等；⑤其他器官系统的损伤、并发症，如糖尿病、骨折、感染等；⑥日常生活活动不能自理；⑦有压疮的可能，皮肤溃疡迁延不愈；⑧心理障碍和社会交往方面的问题；⑨职业、经济上的问题等。

（一）外观评定与运动评定

1. 外观评定

当周围神经完全损伤时，由于与麻痹肌肉相对的正常的拮抗肌肉的牵拉作用，肢体呈现特有畸形。因此，必须首先观察有无关节畸形、肢体肿胀、肌肉萎缩等情况的存在。

（1）关节畸形。观察畸形。上臂部桡神经损伤后，伸腕、伸指和伸拇肌肉发生麻痹，而手部受正常的屈腕、屈指的牵拉，因而呈现典型的垂腕和垂指畸形。腕部尺神经损伤后，它所支配的小鱼际肌、第3蚓状肌、第4蚓状肌和所有骨间肌发生麻痹，呈现典型的爪形指畸形。如果尺神经损伤发生于肘部，因无名指和小指的指深屈肌也发生麻痹，爪形指畸形较尺神经损伤发生在腕部者为轻。

（2）肢体围径和长度测定。肌肉萎缩、肿胀的程度及范围，可用尺测量或容积仪测量对比。

2. 运动评定

神经完全损伤后，肌肉的肌力完全消失。但在运动神经不完全损伤的情况下，肌力多表现为相应程度的肌力减退。伤病后，随着手术修复或各种康复治疗手段的介入，肌力将逐渐恢复。故首先应进行的是徒手肌力与关节活动范围的评估，以正确地评价肌力及关节、肌肉、软组织挛缩程度。进一步的评估需要上下肢功能评定、电诊断、神经肌肉电图检查、神经传导速度测定等。

（1）肌力和关节活动范围测定。应对耐力、速度、肌张力、肌腱反射予以检查评价。注意对昏迷患者进行轻瘫试验、坠落试验。

（2）运动功能恢复情况评定。英国医学研究院神经外伤学会（BMRC）将神经损伤后的运动功能恢复情况分为6级，见表4-3[①]。这种分级对高位神经损伤后功能恢复的评定很有价值。

表4-3　周围神经损伤后的运动功能恢复等级

恢复等级	评定标准
0级（M_0）	肌肉无收缩
1级（M_1）	近端肌肉可见收缩
2级（M_2）	近端、远端肌肉均可见收缩
3级（M_3）	所有重要肌肉能抗阻力收缩
4级（M_4）	能进行所有运动，包括独立的或协同的
5级（M_5）	完全正常

（二）感觉功能评定、自主神经功能评定和日常生活活动能力评定

1. 感觉功能评定

周围神经损伤后，分布区的触觉、痛觉、温度觉、振动觉和两点辨别觉可出现完全丧失或减退。由于皮肤感觉神经有重叠分布、交叉支配的现象，所以神经受损后，感觉消失区往往较该神经实际支配区小，但局限于某一特定部位，称为单一神经分布区（或称绝对区）。例如，正中神经损伤后，开始时桡侧3个半手指，即拇指、示指、中指和环指桡侧有明显感觉障碍，后来仅有示指和中指末节的感觉完全丧失，即为正中神经单一神经分布区。尺神经损伤后，开始时小指和环指尺侧感觉发生障碍，后来只有小指远端两节感觉完全丧失的单一神经分布区感觉丧失。桡神经单一神经分布区是在第1掌骨、第2掌骨间背侧的皮肤。

（1）感觉检查。感觉检查包括浅感觉（痛觉、温觉、触觉）、深感觉（关节位置、振动、压痛）和复合觉（数字识别觉、二点辨别觉、实体觉）。此外，还要根据患者特点询问有无主观感觉异常（异常感觉、感觉倒错）。在神经不全损伤的情况下，神经支配区的各种感觉（触觉、痛觉、温度觉、振动觉和两点辨别觉）丧失的程度不同，在神经恢复过程中上述感觉恢复的程度也有所不同。

---

① 王颖. 全科康复医学［M］. 上海：上海交通大学出版社，2018：259.

　　临床中感觉评定的方法较多，除了常见的用棉花或大头针测定触觉、痛觉外，还可做温度觉研究、韦伯（Weber）两点辨别觉研究、手指皮肤皱褶研究、皮肤定位觉、皮肤图形辨别觉、实体觉、运动觉和位置觉研究、蒂内尔（Tinel）征检查等。

　　（2）感觉功能恢复评定。对感觉功能的恢复情况，临床上多采用英国医学研究院神经外伤学会（BMRC）的评价标准，将感觉功能恢复效果分为6级，具体见表4–4。[①]

表4–4　感觉功能恢复评定

恢复等级	评定标准
0级（S_0）	神经支配区感觉完全丧失，无恢复
1级（S_1）	支配区皮肤有深部痛觉存在
2级（S_2）	支配区有一定的表浅痛觉和触觉恢复
3级（S_3）	浅表痛觉、触觉存在，但有感觉过敏
4级（S_4）	浅表痛觉、触觉存在，感觉过敏消失
5级（S_5）	除S_3外，有两点辨别觉部分恢复
6级（S_6）	感觉正常，两点辨别觉<6mm，实体觉存在

　　（3）神经干叩击试验。叩击试验在神经损伤和神经再生的判断方面有一定的临床价值，而且简单易行，通过这一试验可以判定断裂神经近端所处的位置。

　　第一，神经干叩击试验的方法。用指或叩诊锤沿着缝接的神经干叩打时，若在神经分布区远端有麻电或蚁走感，为阳性。

　　第二，神经干叩击试验的意义。判断神经有无再生现象。

　　第三，神经干叩击试验的原理。神经断裂后，其近侧断端出现再生的神经纤维，开始时无髓鞘，如神经未经修复，即使近端已形成假性神经瘤，叩击神经近侧断端，其分布区可出现放射性疼痛，称为蒂内尔（Tinel）征阳性。断裂的神经在经过手术修复以后，神经纤维的生长会沿着神经内膜管向远端延伸。此时，沿着神经干缝合处向远端叩击，到达神经轴突再生的前沿时，即出现放射性疼痛。通过这一试验，可以测定神经再生的进度。在早期，如

---

　　①　王颖. 全科康复医学［M］. 上海：上海交通大学出版社，2018：260.

沿神经干无上述征象，表示无神经再生，可能是缝接神经失败或再断裂；若出现阳性部位不向远端移动，表示神经再生遇到障碍。[①]

2. 自主神经功能评定

神经损伤后，由交感性自主神经纤维支配的血管舒缩功能、出汗功能和营养性功能发生障碍。开始时出现血管扩张，汗腺停止分泌，因而皮肤温度升高、潮红和干燥。2周后，血管发生收缩，皮温降低，皮肤变得苍白，出现其他营养性变化，有时皮肤可出现水疱或溃疡。骨骼可发生骨质疏松，幼年患者在神经损伤的侧肢可出现生长迟缓。

（1）发汗试验。汗液分泌与交感神经功能有关。当交感神经受损时，在支配体表区域内少汗或无汗。发汗试验方法为：①在被检查部位的皮肤上涂以含碘溶液，干后再在其上均匀地撒上一薄层细淀粉；②发汗方法采用温度调节法（或称为加"热"发汗），服阿司匹林0.6~0.9 g，饮热开水1杯，再将干烤电架置于患者身旁，足端盖毛毯。其原理为刺激下丘脑汗腺分泌中枢，引起全身出汗。此方法利用了碘与淀粉在汗液作用下呈蓝色的原理，可通过蓝色的深浅了解出汗障碍的区域及其程度，间接了解皮肤交感神经分布的功能状态。

（2）手指皮肤试验。该试验是将手浸泡在40℃的温水中20~30 min。正常手指腹皮肤起皱纹，而丧失交感神经支配的手指腹皮肤仍光滑。[②]

3. 日常生活活动能力评定

日常生活活动是人类在生活中反复进行的最必需的基本活动。周围神经损伤后，会不同程度地出现日常生活活动困难。日常生活活动能力评定对了解患者的活动能力、制订康复计划、评价治疗效果、帮助患者重返家庭或就业都十分重要。

四、周围神经疾患的临床康复治疗

周围神经疾患的临床处理主要有药物治疗、手术治疗及康复治疗。药物治疗主要用于早期，手术治疗用于保守治疗无效而又适合或需要手术治疗的损伤，而康复治疗无论在周围神经疾患的早期与恢复期还是在手术治疗前后

① 张启富，吴小平. 前庭康复在神经康复中的应用进展 [J]. 中华物理医学与康复杂志，2018，40（8）：634 –637.

② 王玉龙. 康复功能评定学 [M]. 3版. 北京：人民卫生出版社，2018：452.

均应进行。康复治疗的目的是消除或减轻疼痛，预防与处理各种并发症，解决肌肉肌腱挛缩、关节僵硬等问题，防止肌肉萎缩，增强肌力，恢复运动与感觉功能，最终恢复患者的生活和工作能力。康复治疗应建立在康复功能评估的基础之上。

（一）预防与治疗的并发症

（1）肿胀。肿胀时可抬高患肢，用弹力绷带压迫，按摩患肢，进行被动运动，还可使用压力治疗仪、热敷、温水浴、蜡浴、红外线、电光浴及超短波、短波或微波等方法改善局部血液循环，促进组织间积液的吸收。

（2）挛缩。预防挛缩极为重要。除采用预防水肿的方法外，还应将受累肢体及关节保持在功能位置上，可使用三角巾、夹板、石膏托或其他支具作固定或支托，并避免对感觉丧失部位的压迫，以免引起新的损伤。

（3）继发性外伤。发生创伤后，由于创口常有营养障碍，治疗难度较大。对丧失感觉的部位等要经常保持清洁，并进行保护。对创口可采用超短波、微波、紫外线、激光等物理因子进行治疗，以促进创口愈合。

（二）康复治疗的主要措施

（1）促进神经再生。对保守治疗与神经修补术后患者早期应用物理因子疗法有利于受损神经的再生。例如，应用微波、超短波无温量进行局部照射，每日1次或每日2次。同时，可应用促神经再生药物。

（2）保持肌肉质量，迎接神经再支配。采用低频电刺激、电针疗法及推拿、被动运动等方法进行治疗，以防止、延缓、减轻失神经肌肉萎缩，保持肌肉质量。

（3）增强肌力。当受累肌肉的肌电图检查出现较多的动作电位时，就应开始进行增强肌力的训练，以促进运动功能的恢复。具体应针对不同级别肌力来进行，如助力运动（肌力1~2级）、主动运动（2~3级肌力）、抗阻运动（4级肌力）。

（4）促进感觉功能的恢复。可采用微波、超声、振动疗法等物理因子治疗方法，适当加用神经营养药物，以改善感觉功能。

（5）解除心理障碍。周围神经病损患者，常伴有心理问题。可采用医学宣教、心理咨询、集体治疗、其他患者示范、作业治疗等方式来消除或减轻患者的心理障碍，使其发挥主观能动性，积极地进行康复治疗。

（6）康复工程辅助疗法。对保守治疗无效而又适合或需要手术治疗的周围神经损伤患者，应及时进行手术治疗。对受累肢体功能不能完全恢复或完全不能恢复，应视具体情况分别给其设计、配置辅助器具，进行代偿功能训练。①

第四节　脊髓损伤及其临床康复

脊髓损伤（SCI）是指由外伤或疾病等原因导致的脊髓结构和功能损伤，导致损伤平面以下运动、感觉、自主神经等多种功能障碍并存，是一种极为严重的高致死率和高致残率疾病。

脊髓损伤是中枢神经损伤的一种，对患者、家庭和社会带来的后果往往是毁灭性的，负担是极为沉重的。绝大多数脊髓损伤都是外伤性的，非外伤性脊髓损伤主要由脊髓炎症、肿瘤、血管性疾病等引起。

一、脊髓损伤的类型划分

（一）创伤性的脊髓损伤

（1）颈脊髓损伤。屈曲型旋转脱位或骨折脱位最常见，最好发部位为C5～C6；压缩性骨折：C5～C6为最常见部位；过伸性损伤：最常见于伴有退行性病变的老年人脊柱，占颈椎损伤的30%左右，好发于C4～C5，属于稳定性损伤。

（2）胸腰脊髓损伤。屈曲型旋转脱位或骨折脱位最常见，好发于T12～L1，造成椎体前移，通常不稳定，导致脊髓圆锥或马尾神经功能的完全性障碍；压缩性骨折：较为常见，通常表现为椎体高度减低，损伤稳定，神经损伤少见；过伸性损伤，比较少见，通常导致完全性脊髓损伤。

（3）开放性损伤。占脊髓损伤的15%以下，可由爆裂伤、血管损伤引起，也可由子弹穿过或骨折片刺破脊髓导致。这些损伤通常不导致脊柱不稳。

（4）挥鞭样损伤。X线表现往往呈阴性，无骨折和脱位，脊髓损伤为不完全性。一般病情较轻，但仍有少数患者可相当严重。

---

① 白震民，李晶，唐强. 神经系统疾病后疲劳与康复［J］. 国际神经病学神经外科学杂志，2007，34（1）：97－99.

（二）非创伤性的脊髓损伤

（1）血管性。如动脉炎、梅毒、结核、动脉栓塞性疾病、脊髓前动脉栓塞性疾病、由骨盆向脊髓静脉逐渐延伸的脊髓栓塞性静脉炎、动静脉畸形、主动脉造影并发症、减压性疾病引起的脊髓损伤。

（2）感染性。如病毒性横贯性脊髓炎、脊髓灰质炎、脊髓炎、急性脑膜脑炎、硬膜外脓肿等引起的脊髓损伤。

（3）退行性。如脊柱肌萎缩、肌萎缩侧索硬化、脊髓空洞症、多发性硬化症、恶性贫血所致的脊髓损伤。

（4）肿瘤。原发性肿瘤如脑膜瘤、神经胶质瘤、神经纤维瘤、多发性骨髓瘤引起的脊髓损伤；继发于肺癌、前列腺癌、乳腺癌、甲状腺癌、肾癌和淋巴瘤等的继发性肿瘤引起的脊髓损伤。

（5）其他。椎管狭窄、变形性骨炎、类风湿性畸形、强直性脊柱炎、椎间盘突出症、神经管闭合不全、脊柱侧凸、放射性脊髓病、电击伤等引起的脊髓损伤。

二、脊髓损伤的临床特征

脊髓损伤的临床特征具体表现在如下方面。

（一）运动功能障碍

根据损伤部位，主要表现为四肢瘫或截瘫，即下肢或四肢有不同程度的肌力减弱或消失，肌张力异常，患者完全不能行走和站立，甚至无法保持站立和坐位平衡，是影响脊髓损伤患者的最重要的方面。脊髓损伤后运动障碍的原因如下。

（1）肌肉瘫痪。肌肉瘫痪是运动功能障碍的最主要原因。失神经支配的肌肉失能或长期制动导致肌肉萎缩。

（2）关节挛缩畸形。长期缺乏活动，肌肉纵向萎缩，肌腱弹力纤维短缩，常导致关节挛缩，甚至关节畸形，影响患者的移动和步行。

（3）痉挛。上运动神经元病变合并脊髓中枢兴奋性失控，上位中枢对下位中枢失抑制，导致肌张力过高、活动过多甚至痉挛。痉挛一般在损伤后 3～6 周开始，6～12 个月达到高峰。常见诱因是膀胱充盈或感染、结石、尿路阻塞、压疮等。如患者反复痉挛，则要警惕是否有并发症。痉挛导致皮肤受高强的剪切力，皮肤易发生损伤，甚至压疮。痉挛限制关节活动，影响日常生活活动。股内收肌痉挛影响大小便及会阴部清洁。但是下肢肌群痉挛有助于患者尽早地站立和行走，预防直立性低血压，预防深静脉血栓；膀胱和腹部肌肉痉挛有助于排尿。

（二）感觉功能障碍

感觉功能障碍主要有感觉丧失、减退或过敏，即感觉异常和疼痛。

（1）疼痛。疼痛是困扰和影响脊髓损伤患者最常见的感觉障碍之一。尽管运动功能的丧失在脊髓损伤患者功能障碍中是影响最大的，但是疼痛依然是决定患者能否充分发挥残存的功能、参与日常生活活动及社会活动至关重要的因素。疼痛也是脊髓损伤的早期症状，疼痛分为伤害感受性疼痛和神经病理性疼痛。

第一，伤害感受性疼痛。伤害感受性疼痛是指组织受到任何机械性、温度或化学性损伤以后发生的疼痛，此类疼痛经由完整的伤害感受性传导通路传递。

第二，神经病理性疼痛。此类疼痛的特点是"尖锐""放射性""电击样""烧灼样"，可能伴有感觉过敏、痛觉过敏等症状。此类疼痛一般按脊髓损伤部位划分为 4 个亚型：①损伤平面的疼痛，即疼痛区域在损伤平面；②损伤平面以下型，即疼痛区域在损伤平面以下，一般不会在损伤后短时间内出现，常在 6～12 个月出现症状加重；③损伤平面及以下型，即损伤平面和平面以下都有疼痛区域；④其他神经病理性疼痛，疼痛可出现在损伤平面以上，损伤所在平面或以下，但与脊髓或神经根损伤无关。

（2）感觉异常。不完全性脊髓损伤患者感觉障碍表现不同，身体两侧针刺觉、轻触觉表现为缺失、减退或过敏。胸脊髓损伤后可出现束带感。

（3）感觉丧失。完全性脊髓损伤患者损伤平面以下感觉功能完全消失。触觉、痛觉、温度觉等感觉全部消失，存在着烫伤、冻伤及挤压伤的潜在风险。

（三）膀胱及直肠功能障碍

膀胱及直肠功能障碍主要表现为尿潴留、尿失禁和排便障碍。

（1）膀胱功能障碍。正常情况下膀胱可以储尿和排尿，当膀胱内尿液达一定量（400～500 ml）时，膀胱的牵张感受器受到刺激而兴奋，冲动传入骶髓排尿中枢，同时向上到达脑干和大脑皮层，产生尿意；然后神经冲动传出到效应器，膀胱逼尿肌收缩，尿道括约肌放松，尿液经由尿道口排出。但在脊髓损伤早期，膀胱无充盈感，呈现无张力性神经源性膀胱，膀胱充盈过度时出现尿失禁，若导尿不及时，会出现膀胱输尿管反流和肾积水，甚至可发展为急性肾衰竭；若膀胱逼尿肌无收缩或不能放松尿道外括约肌，则产生排尿困难，造成膀胱内压增加和残余尿量增多，出现尿潴留。

（2）直肠功能障碍。主要表现顽固性便秘、大便失禁及腹胀。排便与排尿一样受意识控制。乙状结肠的充盈与扩张所引起的神经冲动传至圆锥部的骶髓中枢 L2～L4 节段后产生反射活动。神经冲动发出后，乙状结肠和直肠收缩而肛门括约肌协调性松弛，大便排出。当肛管排空后，肛门括约肌与提肛肌收缩而肛门闭锁。

与排便有关的神经损伤后，由于排便低级中枢与高级中枢联系中断，缺乏胃结肠反射，肠蠕动减慢，肠内容物水分被过多吸收，最后出现排便困难、便秘。

当 T12～L1 节段及以上的脊髓损伤时，排便反射弧及中枢未受损，但是与高级中枢的联系被切断，缺乏主动控制，这种大肠功能状态称为反射性大肠。而 T12～L1 节段及以下的脊髓损伤及马尾损伤，破坏了排便反射弧，无排便反射，直肠内外括约肌功能丧失，这种大肠功能状态称为迟缓性大肠。两次排便间隔期可有大便失禁。

（四）脊髓休克和自主神经调节功能障碍

（1）脊髓休克。脊髓休克是指脊髓受到外力作用后短时间内损伤平面以下的脊髓功能完全消失，所有反射消失，肢体呈完全性迟缓性瘫痪，出现尿潴留、便失禁，持续时间一般为数小时或数周，偶尔有数月之久。

（2）自主神经调节功能障碍。脊髓损伤后，由于自主神经系统失常，会出现直立性血压的改变，即头高足低位血压显著下降，平卧时血压恢复到原水平，下肢抬高时血压升高；也会出现体温调节障碍，颈脊髓损伤后，交感和副交感神经系统失衡，引起损伤平面以下血管扩张，汗腺麻痹而不能分泌汗液，出现热量散发障碍，体温增高。同时，由于寒战及竖毛反射消失、血管扩张及肌肉瘫痪不能收缩而产热量较少，也可出现低体温。此外，还会造成自主神经反射亢进，表现为心动过缓、心律失常、阵发性高血压、出汗、视野缺损等症状。

（五）呼吸功能障碍

高位脊髓损伤患者，如颈脊髓损伤，由于损伤平面以下神经传导阻滞，参与呼吸的肌肉瘫痪，常存在不同程度的呼吸功能障碍，可引发多种呼吸系统并发症。呼吸系统并发症是导致颈脊髓损伤患者住院时间延长，医疗费用增加，甚至死亡的最主要原因之一。

大部分脊髓损伤患者死于并发症，只有及时有效地防治并发症，才能提高患者的生存质量和延长生存期。主要并发症包括呼吸道感染、呼吸衰竭、心血管功能退化、泌尿系感染、下肢深静脉血栓形成、异位骨化、压疮、关节痉挛、骨质疏松、迟发性神经功能恶化、心理障碍等。

三、脊髓损伤的诊断与康复评定

（一）脊髓损伤的诊断

（1）外伤史。有明确外伤史。最常见的是车祸伤，其次为高处跌落造成的外伤。

（2）临床表现。损伤水平以下躯体有感觉、运动障碍，大小便功能障碍，体温控制障碍及性功能障碍。

（3）影像学检查。X线检查发现椎体骨折或脱位，CT和MRI检查发现脊髓损伤。

（二）脊髓损伤的功能评定

1. 脊柱稳定性评定

临床康复治疗中，普遍重视通过训练达到提高功能的目的，而忽视康复治疗带来的一些不良反应，甚至是不可逆转的严重后果。脊髓损伤后虽经手术固定或外固定制动，但因脊柱稳定性重建时间（通常为2周）过短，尚不完全稳定或刚刚稳定。因此，在康复治疗前，必须对脊柱稳定性进行详细的评价，包括脊柱骨折类型、手术方式与内固定材料性质、外固定情况及患者病情、病程长短等内容。应定期对骨折部位进行影像学检查，观察骨折复位及内固定与植骨的融合情况。

脊髓不稳定或病程2周内的脊髓损伤患者，应在床边进行评定和康复治疗。应加强主管医师、康复治疗师、护士及其家属之间的联系和沟通，根据患者反应随时调整治疗内容和安排。所有康复治疗都必须避免因损伤部位的移位而造成脊髓二次损伤。早期活动时不允许范围过大，更不应该影响手术效果，进行关节活动范围训练和肌力增强训练中，应避免影响脊柱的稳定性，治疗要循序渐进，控制肢体活动的范围和强度，并注意观察治疗过程中患者的反应与病情变化。

（1）颈椎稳定性标准。有 6 种情况每项为 2 分：①脊椎前部破坏或功能丧失；②脊椎后部破坏或功能丧失；③相对矢状面的移位超过 3～5 mm；④相对矢状面的旋转超过 11°；⑤牵张试验阳性；⑥脊髓损伤。有 2 种情况每项为 1 分：根部损伤和异常椎间隙变窄。总分 5 分以上表明脊柱不稳。以上标准不适用于颈部 C1 和 C2 的损伤。

（2）X 线影像胸椎稳定性标准。一般采用三柱概念，前柱由前纵韧带、纤维环和椎体前部组成；中柱包括椎体后部、纤维环后部和后纵韧带；后柱由所有后面结构组成，包括椎弓、棘突和韧带。如果三柱中任何两柱受到破坏或出现其中一柱破坏伴有神经损伤时，可以认为脊柱不稳。

（3）压缩性骨折稳定性标准。脊柱后凸 <20°，侧屈 <10°，椎体高度压缩 <50%。

2. 神经功能评定

（1）损伤平面的评定。损伤平面的确定主要以运动损伤平面为依据。运动损伤平面和感觉损伤平面是通过检查关键性肌肉的徒手肌力和关键性感觉点的痛觉和触觉来确定的。

当关键性感觉点或肌肉因某种原因无法检查时，检查者将记录"无法检查"来代替神经评分。如可能会因为关键点处损伤治疗而无法评定受累处的感觉与运动分数和总的感觉与运动分数，但即使同时合并有脑外伤、臂丛神经损伤、肢体骨折等影响神经系统的检查，也应该尽可能准确地评定神经损伤平面。必要时所测的感觉与运动评分和残损分级可以参考以后的检查结果。

第一，运动平面评定。运动平面是指身体两侧均具有正常运动功能的最低脊髓节段。运动功能正常是指该脊髓节段所支配肌肉的肌力 >3 级，同时其上一节段关键肌肌力必须 >5 级的关键肌所代表的平面。身体左右两侧的运动平面可能不一致，所以需分别评定。某些脊髓平面相应肌节的肌力无法通过徒手检查获得，只能假定其运动平面与感觉平面相同，以感觉损伤平面来确定。选择这些肌肉是因为它们与相应节段的神经支配相一致，并且脊髓损伤时更适合于做仰卧位，禁用俯卧位。

脊髓损伤评定还可包括其他肌肉，但并不用来确定运动分数或运动平面，建议测定下列肌肉：膈肌（通过透视）、三角肌、腹肌、内侧腘绳肌、髋内收肌。肌力按无、减弱、正常来记录。所推荐的选择性项目虽不用于评分，但可以对特定患者的临床描述进行补充。

第二，感觉平面评定。感觉平面是指身体两侧具有正常感觉功能的最低脊髓节段，或其下一平面即出现感觉异常的节段。确定感觉平面时，须从 C2 节段开始检查，直到针刺觉或轻触觉 <2 分的平面为止。身体左右两侧的感觉平面可能不一致，因此需分别评估。

除对这些两侧关键点进行检查外，还要求检查者做肛门指检，测试肛门外括约肌。感觉分级为存在或缺失（分别记录"有"或"无"）。肛门周围存在任何感觉，都说明患者的损伤是不完全性损伤。

（2）损伤程度的评定。

第一，完全性损伤。完全性损伤是指最低骶段（S4～S5）的感觉和运动功能完全消失。

第二，不完全性损伤。不完全性损伤是指在神经平面以下包括最低位的骶段（S4～S5）保留部分感觉和/或运动功能。骶部感觉包括肛门黏膜皮肤交界处和肛门深部的感觉。骶部运动功能检查是指通过肛门指检发现肛门外括约肌有无自主收缩。

第三，部分功能保留区（ZPP）。部分功能保留区只适用于完全性脊髓损伤患者，是指在神经平面以下皮节和肌节保留部分神经支配。有部分感觉或运动功能的最低节段范围成为部分功能保留区。

第四，脊髓休克的评定。判断脊髓休克是否结束的指征之一是球海绵体反射，反射消失为休克期，反射再出现表示脊髓休克结束。需要注意的是正常人有 15%～30% 不出现该反射，圆锥损伤时也不出现该反射。脊髓休克结束的另一指征是损伤平面以下出现任何感觉运动或肌肉张力升高和痉挛。

3. 感觉功能评定

采用美国脊髓损伤协会（ASIA）的感觉指数评分（SIS）来评定感觉功能。选择 C2～S5 共 28 个节段的关键感觉点，分别检查身体两侧的针刺觉和轻触觉。针刺觉检查时常用一次性安全针，轻触觉检查时用棉花。在针刺觉检查时，能区别钝性和锐性刺激的感觉应评为 0 级。

四、脊髓损伤的临床康复治疗

（一）脊髓损伤的康复目标和基本原则

（1）康复目标。目标是恢复独立生活能力、回归社会，开启新生活。具体又分为短期目标和长期目标。

第一，短期目标。脊髓损伤发生后，早期以急救、固定制动、药物治疗及正确选择手术术式，防止脊髓二次损伤及并发症的发生。

第二，长期目标。最大限度地恢复独立生活能力及心理适应能力，提高生存质量，并以良好的心态回归家庭与社会，开始新的生活。

（2）康复原则。早期应以急救、制动固定、防止脊髓二次损伤及进行药物治疗为原则；恢复期以康复治疗为中心，加强姿势控制、平衡、转移及移动能力的训练，提高日常生活活动能力。

（二）脊髓损伤的康复方法

1. 脊髓损伤的物理治疗

物理治疗首先可采用各种运动疗法。在不同病程阶段，运动疗法侧重点有所不同。其次，可以采用各种经典的物理因子疗法，如直流电疗法、短波疗法、超短波疗法、微波疗法、超声波疗法、低中频电疗法、神经肌肉电刺激、痉挛肌电刺激、经皮神经电刺激、功能性电刺激、肌电生物反馈疗法、磁疗、气压疗法、紫外线疗法、激光疗法、红外线疗法及蜡疗等。以上疗法应根据患者功能情况及并发症的发生情况酌情选用。在恢复后期还可以采用水疗，通常根据脊柱稳定性和残存肌力等情况进行气泡浴＋涡流治疗、水中肢体功能训练和水中步行运动训练等水疗项目。下面以运动疗法为例，进行阐述。

（1）急性期运动疗法。脊髓损伤的早期康复应该从受伤现场救治就开始进行，在脊柱稳定性重建术后需要及时进行系统、规范的康复治疗，并将康复理念贯穿于整个临床治疗过程。急性期是指脊髓损伤后 6~8 周内，主要问题是脊柱骨折尚不稳定，咳嗽无力、呼吸困难，脊髓休克。此期首先要防治并发症，其次是维持关节活动范围和肌肉的正常长度，进行肌力和肌耐力训练，为过渡到恢复期治疗做准备。脊柱、脊髓损伤患者早期急救处理极为重要，急救措施正确及时与否，决定患者的预后。不完全脊髓损伤可能因急救处理不当而造成完全性损伤，完全性损伤可能因急救处理不当造成损伤平面上升。对颈脊髓损伤患者，上升一个节段就意味着康复目标的降低及残疾程度的增加。

脊髓损伤早期康复阶段包括卧床期和轮椅活动适应期。早期康复治疗应分阶段进行，预防和减少脊髓功能的丧失尤为重要，任何可能造成脊髓损伤加重的救治都必须避免。卧床期应在配合临床治疗同时，积极预防和干预废用综合征与并发症的发生发展；轮椅活动适应期主要是训练脊髓损伤患者逐步离床活动，对残存肌力或受损平面上的肢体进行肌力和肌耐力训练，并为过渡到恢复期的训练做准备，以适应后期系统、规范、强度较大的康复治疗，为提高日常生活活动能力奠定坚实基础。

1）正确体位的摆放。急性期卧床阶段正确的体位摆放，不仅对保持骨折部位的正常排列、稳定脊柱以避免进一步损伤，而且对预防压疮、关节挛缩及痉挛的发生都是至关重要的，故发病后应立即按照正确体位摆放患者。

第一，仰卧位。四肢瘫痪患者上肢体位摆放时应将双肩向上，防止后缩，肩下的枕头高度适宜，双上肢放在身体两侧的枕头上，肘伸展，腕关节背屈30°~45°以保持功能位；手指自然屈曲，手掌可握毛巾卷，以防形成功能丧失的"猿手"。截瘫患者上肢功能正常，采取自然体位即可。四肢瘫及截瘫患者下肢体位摆放相同，髋关节伸展，在两腿之间放1~2个枕头，以保持髋关节轻度外展；膝关节伸展，膝关节下可放小枕头，以防止膝关节过度伸展；双足底可垫软枕，以保持踝关节背屈，预防足下垂的形成；足跟下放小软垫，防止出现压疮。

第二，侧卧位。四肢瘫患者应将双肩向前，肘关节屈曲，上侧的前臂放在胸前的枕头上，下侧的前臂旋后放在床上，腕关节自然伸展，手指自然屈曲，在躯干背后放一枕头给予支撑。四肢瘫及截瘫患者的下肢体位摆放相同，下侧的髋和膝关节伸展，上侧的髋和膝关节屈曲放在枕头上，与下侧的腿分开，踝关节自然背屈，上侧踝关节下垫一软枕。

2）关节活动范围训练。早期应对脊髓损伤者所有关节进行关节活动范围内的被动活动。活动时动作应轻柔，避免引起躯干旋转，四肢关节均需活动。手术内固定或外固定手术后2周，在评估脊柱稳定性基础上，在不影响脊柱稳定情况下，可以根据病情给予起立床站立训练。对外伤和脊柱骨折导致的脊髓损伤、脊柱稳定性差的患者，禁止脊柱的屈曲和扭转活动。四肢瘫患者禁止头颈部及双肩的牵伸运动。为避免加重胸椎、腰椎的损伤，截瘫患者应禁止髋关节活动。肩关节屈曲、外展对上脊柱有影响，应控制在90°以内。对下脊柱有影响的直腿抬高运动时应禁止超过45°，膝屈曲下髋关节屈曲运动禁止超过90°。

患者处于休克期时，每天应进行2次被动活动；休克期后每天1次，并靠患者自己的力量保证充分的关节活动范围。进行被动活动时，每个肢体的关节从近端到远端的活动时间应在10 min以上，每个关节都要进行数次全范围的活动。

一定要注意对日常活动有重要意义的一些关节活动范围的保持。如肩关节屈伸、水平外展及外旋，肘关节屈伸、腕关节的掌屈背伸，指间关节的屈曲与拇指外展，髋、膝、踝、足趾等下肢关节的屈伸活动。被动活动可促进血液循环，保持关节和组织的最大活动范围，防止关节畸形、肌肉缩短和挛缩。

3）肌力训练。在保持脊柱稳定性的基础上，所有能主动运动的肌肉均应强化训练，防止发生肌肉萎缩或肌力下降，也为后期代偿动作的训练做好准备。根据损伤平面的不同，一般主要针对三角肌、肱二头肌、肱三头肌、背阔肌等肌群进行肌力训练，采用助力运动、抗阻训练、渐进性抗阻训练等方式。肌力训练可加强上肢支撑力和维持坐位、立位姿势的能力，为日后用手控制轮椅或用拐杖步行打下基础。

加强患者肢体残存肌力的训练，可以提高机体的运动功能，增强日常生活能力，为患者重返社会奠定基础。对不同部位、不同肌力的肌肉，采用的训练方法不同，以循序渐进为原则，不可操之过急，以免造成二次损伤；逐渐从被动运动过渡到主动运动，并尽早进行独立的功能性上肢运动。

4）基本轮椅运动。保证脊柱稳定性的前提下，可根据患者病情做早期轮椅适应性训练。C6 及以下节段损伤患者首先从坐位平衡开始训练，让患者能直腿坐在床上，进一步训练其稳定性，嘱其两臂伸直前平举，维持坐位姿势；可突然对患者身体施以少许推力，训练患者维持平衡的能力。训练患者在轮椅与治疗床之间、轮椅与厕所之间转移；学习控制和推动轮椅，使之前进、后退和转弯，接着学习上坡、下坡，最后学习离开轮椅到床上和地板上，然后再回到轮椅上。

5）体位变换。为防止患者某一部位长时间持续受压，一般采取交替变换仰卧、侧卧位等体位的方法。卧位变换体位的时间一般不超过 2 h；坐位时，应间隔 20 ~ 30 min 用双手撑起身体，使臀部抬离床面 30 s，以改善受压部位的血液循环。

脊髓损伤患者应根据病情变换体位，一般每 2 h 变换 1 次，使用气垫床可延长体位变换时间。变换前向患者及家属说明目的和要求，以取得理解和配合。体位变换时，注意维持脊柱的稳定性，可由 2 ~ 3 人给予轴向翻身，避免托、拉、拽等动作。同时，仔细检查全身皮肤有无局部压红、破溃及皮温、肢体血液循环情况，并按摩受压部位。可用软枕、海绵等将骨突出部位垫高，特别是枕后、肩胛骨、骶尾部、髋关节、膝关节及足跟和内外踝。对四肢部位的压疮，无论变换何种体位，都应用 2 块小海绵垫将压疮部位架空；对躯干部的压疮（如骶尾部、两侧坐骨结节），可用2块大海绵垫将压疮部位架空。

6）呼吸功能训练。呼吸肌由膈肌、肋间肌和腹肌3组肌肉组成。膈肌的神经支配为C4节段，它是主要的吸气肌；肋间肌的神经支配为T1～T7胸髓节段，其主要作用是稳定肋骨骨架，以配合膈肌运动；腹肌的神经支配为T6～T12节段，是主要的呼气肌，并在咳嗽、呕吐及排便动作中起着很大作用。当前呼吸系统并发症在脊髓损伤患者死亡原因中占据首位。在脊髓损伤早期，最容易发生呼吸系统并发症。

为增加肺活量，清除呼吸道分泌物以保证呼吸道通畅，减少肺部感染发生率，脊髓损伤患者应每天进行2次以上的呼吸和排痰训练。虽然胸腰段脊髓损伤患者的肺功能一般是正常的，但坚持呼吸功能训练和鼓励咳嗽、改善排痰是十分重要的。呼吸功能训练包括胸式呼吸训练、腹式呼吸训练及辅助咳嗽训练、体位排痰训练等。

第一，呼吸肌肌力训练。所有患者都要进行深呼吸锻炼。指导患者运用腹式呼吸，先从放松和缓慢呼吸开始，逐渐用手法或使用沙袋将一定阻力施于患者腹部，锻炼其呼吸肌的负荷能力。施加阻力时应循序渐进，开始训练时最好进行血氧饱和度监测，以患者感到稍许呼吸困难但血氧饱和度仍维持在95%以上为宜。在患者进行有效呼气期间，治疗师用两手在患者胸壁上施加压力，并让患者尽力应用膈肌，使上腹部达最大隆起。

第二，辅助咳嗽。用双手在膈肌下施加压力，可代替腹肌的功能，协助完成咳嗽动作。①单人辅助法。治疗师两手张开放在患者的胸前下部和上腹部，在患者咳嗽时，借助躯体力量均匀有力地向内上挤压胸廓，压力要适度，既避免骨折处疼痛，又要将痰排出。②两人辅助法。如患者有肺感染，痰液黏稠或患者胸部较宽，可两人操作。两位治疗师分别站在患者的两侧，将前臂错开横压在胸壁上或张开双手放在患者靠近自己一侧的胸壁上部和下部，手指向胸骨，待患者咳嗽时同时挤压胸壁。最初2周内每天进行3～4次，以后可每天1次，患者可每天自行练习咳嗽或在家属的帮助下练习。该方法对颈脊髓损伤患者十分重要，可有效排出呼吸道分泌物，预防和治疗肺感染。

第三，增加胸壁运动。在医师允许下，以不影响脊柱稳定性为前提，有目的性地被动牵伸双上肢，增加胸壁运动，或者指导、协助患者进行床上翻身活动。

第四，排痰训练。指导并督促管床护士及患者家属坚持每天按照由外向正中线、由下向上的顺序有节律地叩击、拍打患者胸背部，同时鼓励患者主动进行咳嗽咳痰训练，防止气道分泌物潴留。

　　第五，日常趣味训练。为提高患者肺活量、延长呼气时间及提高呼吸肌肌力，还可以设计多种多样的主动呼吸训练方法，如吹蜡烛、吹气球等。对高位脊髓损伤、依赖呼吸机的患者进行舌咽式呼吸和颈辅助肌呼吸训练，可增加患者的用力肺活量，以减少对呼吸机的依赖，并能锻炼患者的功能性咳嗽能力。

　　7）排便功能训练。脊髓损伤后出现的排尿障碍为神经源性膀胱，不能排空尿液而遗留不同程度的残余尿，为细菌繁殖提供培养基，容易造成尿路感染。残余尿增多还可造成膀胱输尿管反流，形成上尿路积水使肾功能受损。

　　脊髓损伤后 1~2 周多采用留置导尿的方法，指导并教会患者家属定期开放尿管，一般每 3~4 h 开放 1 次，嘱患者做排尿动作，主动增加腹压或用手按压下腹部使尿液排出。保证每日摄水量在 2500~3000 ml，引流袋在膀胱水平以下，避免尿液反流，预防泌尿系感染。

　　待病情稳定后，尽早停止留置导尿，施行间歇导尿法。如有尿道狭窄、膀胱颈梗阻、尿道或膀胱损伤（尿道出血、血尿）、膀胱容量小于 200 ml 及认知障碍等，禁用间歇导尿。间歇导尿应注意饮水控制，规律导尿，以达到每 4~6 h 导尿 1 次。当间歇导尿后，残留尿量小于 100 ml 时，经过系统的膀胱训练后，可停止间歇导尿，锻炼反射性排尿。

　　应进行定时饮水、定时排尿训练，增加腹压的训练，尽可能站立或坐位排尿，少用卧位排尿。排尿时患者或家属可用手在下腹部用力压迫将尿排出，但不能用力过大，以免尿液反流。排尿前，可叩击、按摩下腹部或大腿根部，挤压下腹，牵拉阴毛；在耻骨联合上进行有节奏的拍打，进行电刺激。通过训练建立排尿反射。

　　脊髓损伤早期，因脊髓休克，直肠松弛，结肠蠕动也少，通常 3~4 d 不用处理大便。4 d 以后，戴乳胶手套检查直肠内，有大便直接抠出来。7 d 以后，进食正常，可服用一些缓泻药，如番泻叶泡水喝，或服麻仁润肠丸。排便时可按压结肠，用带指套的手指扩张肛门括约肌，刺激肠蠕动，以增进排便。患者能起床后，应坐在马桶上排大便。每次时间应不少于 20 min，加软垫圈，防止压疮。患者可戴手套，自行注入甘油于肛门内，并可用手扩张肛门括约肌，并给予腹部加压，逐步养成顺利排大便的习惯。应尽量避免卧床排大便的方式。另外，平时多吃富含维生素的蔬菜和水果，以利于大便排出。给予高纤维素、高热量和高营养饮食。排便困难者，可按结肠走向按摩，使用缓泻药或低压灌肠。排便频率以每 2～3 d 1 次为宜。

（2）恢复期运动疗法。脊髓损伤患者生命体征平稳、骨折部位稳定、神经损害或压迫症状稳定、呼吸平稳后即可进入恢复期治疗。

脊髓损伤患者经过急性期的综合康复治疗后，运动、平衡、转移及日常生活活动能力都有了一定程度的改善。恢复期要解决的问题是肌肉挛缩、各种功能性活动能力低下、日常生活不能自理。

1）肌力训练。为促进运动功能恢复，及脊髓损伤患者使用轮椅、拐杖或自助器具，在卧床或坐位时，应重视肌力的训练。上肢针对肩带肌、胸大肌、三角肌、肱二头肌、肱三头肌、肱桡肌，进行腕部屈伸、手指肌群屈伸及握力训练。躯干部针对背肌、腹肌进行强化训练。下肢针对腰方肌、髂腰肌、股四头肌、胫前肌、拇长伸肌、腓肠肌、臀大肌、臀中肌等进行训练。

2）垫上训练。患者的垫上训练主要是针对躯干、四肢的灵活性、力量及功能性动作的训练。

第一，垫上翻身。患者平卧在垫上，头颈屈曲旋转，双上肢上举，做节律性对称性摆动，借助摆动惯性，头从一侧转向另一侧，随后双上肢、躯干、下肢顺势转向俯卧位。从俯卧位向仰卧位翻身，可先在一侧骨盆或肩胛下放枕头帮助患者完成最初的旋转，如翻身仍困难，可增加枕头，实现躯干和肢体的转动。四肢瘫患者需帮助才能完成，也可借助绳梯或吊环，如高位颈脊髓损伤者在翻身或坐起时，将前臂穿进吊环，用力屈肘完成起坐或翻身动作。

翻身对床上的体位变换及穿裤子等动作有重要意义。在翻身训练中，患者需要学会应用头、颈、上肢的旋转及旋转带来的惯性来驱动躯干和下肢，实现翻身。从仰卧位翻向俯卧位较为简单，翻身训练从仰卧位开始。如果患者身体两侧力量不平衡，可以选择从较强一侧翻向较弱一侧。

开始时，翻身训练可以在垫上进行，但最终患者必须掌握在其家居用床上独立翻身的能力。为了让患者最大限度地掌握翻身技能，训练时尽可能地不用床边扶手、绳索、悬吊等辅助器具。患者也需要掌握在盖有被褥或毯子时的翻身技能。

在从仰卧位向俯卧位翻身时，可以在肩胛和骨盆下垫置枕头支撑躯干旋转，帮助实现翻身。开始时可以选择垫置两个枕头，随着训练的进展逐渐减少枕头的数量和垫起的高度，直至最后患者可以在没有枕头帮助的情况下实现独立翻身。在从俯卧位向仰卧位翻身时可以考虑在胸壁和骨盆下垫放枕头。一些翻身困难较大的患者可以考虑从侧卧位开始。

第二，垫上胸肘支撑。为强化前锯肌和其他肩胛肌的肌力，促进头颈和肩胛肌的稳定，改善床上活动，应在垫上进行胸肘支撑的练习。俯卧位时，两肘交替移动，直到两肘撑起后，肘位于肩的下方。也可做双肘伸直支撑、手支撑俯卧位，用于床上移动，但需要三角肌、肱二头肌、肱三头肌、肱桡肌等的良好肌力及肘关节活动正常。

第三，垫上双手支撑。进行垫上双手支撑训练的患者，上肢功能必须正常。这项训练更适用于截瘫患者。患者双手放于体侧臂旁支撑的垫上，使臀部充分抬起，这是日常生活动作的基础。有效支撑动作取决于上肢力量、支撑手的位置和平衡能力。训练时为保持坐位平衡，头、肩、躯干要前屈，使重心保持在髋关节前面，双上肢靠近身体两侧，手在髋关节稍前一点位于垫上，手掌尽可能伸展，手指伸展，身体前倾，头的位置超过膝关节；双侧肘关节伸直，双手向下支撑；双肩下降，把臀部从垫上抬起，如患者上肢长度不足以抬起臀部使其离开床面，可加用一段拐。

第四，垫上转移。包括侧方支撑移动、前方支撑移动和瘫痪肢体移动，对改善患者日常生活活动能力非常重要。截瘫患者因双上肢功能正常，垫上移动容易完成，而四肢瘫患者的垫上移动与损伤水平、上肢的长度有关。患者可利用吊环进行坐起和床下训练。移动方法：患者先借助吊环自己坐起，双手放在体侧，躯干前屈、前倾；双手用力快速向下支撑，头及肩后伸，躯干及下肢向前移动，反复训练。可以相同方式向后方和两侧的移动。

3）坐位训练。脊髓损伤患者多采用长坐位和端坐位进行平衡维持训练，包括静态平衡训练和动态平衡训练。在训练中，应逐步从睁眼状态过渡到闭眼状态。

第一，静态平衡训练。患者取长坐位，在前方放一姿势镜，患者和护士可随时调整坐位的姿势。当患者在坐位能保持平衡时，再指示患者将双上肢从前方、侧方抬起至水平位。

第二，动态平衡训练。护士可与患者进行抛球、传球的训练，既可以加强患者的平衡能力，也可强化患者双上肢、腹背肌的肌力及肌耐力。缺乏躯干肌肉有效收缩的患者前移或侧移时可能失去躯干直立姿势的控制，此时要保持坐位的躯干稳定需要借助上肢的帮助。损伤平面较高或躯干力量较差的患者可以倚靠于轮椅的靠背，或者通过躯干的对线保持躯干的平衡，但脱离了这些位置后就会失去平衡，这时患者便需要借助上肢的帮助。

利用上肢维持躯干直立姿势的一个较简单的方式是上肢后伸勾住轮椅推

手。如果患者的肱三头肌存在有效收缩，也可以选择双上肢支撑大腿或扶手来控制重心的前移，维持躯干的直立姿势。

4）转移训练。转移训练分为平面转移和非平面转移。平面转移是指两个高度相同的支撑面之间的转移。平面转移相对来讲难度系数低，非平面转移难度系数较高，可能需要很强的肌力、较好的躯干姿势控制和平衡能力。

对于双上肢神经支配完整、肌力正常的患者，平面转移容易完成。而对于高位损伤，特别是 C5、C6 节段脊髓损伤和缺乏有效的肱三头肌收缩的患者，独立转移的困难较大。因为在独立转移过程中，上肢对躯干的支撑极为重要，而肘关节的锁定对保证上肢负重非常重要。高位脊髓损伤患者缺少肱三头肌的神经支配，要实现独立转移则需要通过代偿的方式保证肘关节的锁定。

C5 节段脊髓损伤患者仍然保留三角肌的神经支配，因此肘关节的锁定方式主要靠上肢的位置摆放和三角肌的代偿性收缩。患者将一侧上肢向前侧方放置于床上或垫上，在放置时要尽可能地远离身体重心，为臀部侧方转移提供空间，同时又不能太远而影响支撑。另一侧上肢放置于髋关节侧方的轮椅坐垫上。在上肢放置时要保证肩关节外展外旋、肘关节伸展、前臂外旋、腕关节伸展、指间关节屈曲（保护屈指肌腱）。在这种上肢闭链支撑的情况下，通过三角肌前束的收缩内收内旋肩关节，实现肘关节的过伸，达到代偿性锁定的目的。转移过程中，患者向前侧方倾斜躯干，通过前侧的上肢负重支撑，向相反方向甩动头颈，利用头—髋位置关节移动臀部，达到转移目的。

C6 节段脊髓损伤的患者保留了前锯肌的神经支配，故能够利用前锯肌的收缩控制肩胛骨的运动，在转移的过程中能够更有效地控制肩胛，帮助上肢负重。因为 C6 节段以下平面损伤的患者保留了肱三头肌神经支配，在转移的过程中能够通过肱三头肌的收缩锁定肘关节而实现上肢的有效支撑负重，使转移容易实现。

按照是否需要他人帮助，转移训练可分为辅助转移训练和独立转移训练。

第一，辅助转移训练。可由一人辅助进行双足不离地的躯干垂直转移，或由两人辅助进行。转移训练时，治疗师双足及双膝抵住患者的双脚及双膝的外侧，开始时患者躯干前倾、髋关节屈曲、髋后伸、伸膝、躯干伸展；治疗师双手抱住患者臀下或提起患者腰带，同步完成站立动作。注意患者站立时锁住双脚及双膝，以防跌倒。坐下时，患者髋关节屈曲，治疗师双手由臀部滑向肩胛，使患者屈髋，臀部坐到凳子上。

第二，独立转移训练。包括臀部在轮椅上向前移动、将下肢移到训练床上及躯干移动。从轮椅到床的转移可以是向前方、向侧方和斜向转移：①向前方转移。训练前，护士应先演练、讲解，并协助患者完成训练。将轮椅靠近床边并相距约 30 cm，锁住轮椅，将双下肢放在床上，打开刹车靠近床边，刹车后用双上肢支撑将身体移至床上完成转移。②向侧方转移。轮椅侧方靠近床边并去掉床侧轮椅的扶手，将双下肢放在床上，一手支撑在轮椅的扶手上，另一手支撑在床上，将臀部移至床上；另一种方法是将双脚放在地上，使脚与地面垂直，这种转移方法可以使双脚最大限度地负重。③斜向转移。将轮椅斜向 30°刹住并将双脚放在地面上，利用支撑动作将臀部移到床上。上述转移过程也可使用滑板，转移时将轮椅与床平行，刹住轮椅，取下靠床的轮椅扶手，架好滑板，放好双下肢，用双上肢支撑将臀部移到滑板上，然后将臀部移到床上。

5）站立训练。病情较轻的患者经过早期坐位训练后，无直立性低血压等不良反应即可在康复医师指导下进行站立练习。训练时应注意协助患者保持脊柱的稳定性，协助佩带腰围的站立活动训练。T10 以下截瘫患者，可借助矫形器与拐杖实现功能性步行。若借助传统矫形器、电动矫形器和拐杖，甚至损伤平面更高的患者也能实现独立步行。患者站起立床，从倾斜 20°开始，逐渐增加角度，约 8 周后达 90°。

6）步行训练。站立平衡是进行步行训练的基础。在步行训练之前，患者需要掌握维持躯干直立姿势的能力。脊髓损伤患者双下肢瘫痪，膝踝足矫形器可以帮助其控制膝关节和踝关节；要维持站立平衡，患者需要很好地控制髋关节。在髋周围肌肉主动收缩缺失的情况下，患者可以通过髋关节的过伸维持躯干的平衡。

完全性脊髓损伤患者在步行过程中，需要依赖下肢矫形器和步行辅助工具的帮助。下肢矫形器沉重而且限制下肢关节的活动，穿戴矫形器后患者需要良好的躯干对线和足够的髋关节后伸才能实现稳定站立。步行中，下肢的摆动动力往往全部来源于上肢和躯干的代偿。穿戴矫形器的步行速度很慢，步行能耗是正常步行的 2～4 倍，所以脊髓损伤患者实现功能性步行需要良好的呼吸、循环系统耐力。虽然患者可以通过上肢的耐力训练改善躯体的耐力状况，但患者的年龄、体重及呼吸、循环系统的疾病往往就是很大的限制因素。另外，患者的痉挛、本体感觉缺失、疼痛、关节挛缩畸形和其他并发症使得实现功能性步行更为困难。

伤后 3～5 个月，完成上述训练后，可穿戴矫形器完成步行训练。尽早开始步行训练可防止下肢关节挛缩，减少骨质疏松，促进血液循环。先在平行杆内训练患者从轮椅上坐位到站位的转移，需要注意保护并协助患者；患者实现站立平衡后，在平行杆内进行行走训练，可采用摆至步、迈过步、四点步、二点步、后方侧方迈步等方法训练；平稳后移至杆外训练，用双拐来代替平行杆，方法相同。

平面步行技能的掌握，可以帮助患者实现独立的室内步行。社区的步行环境较室内更为复杂，路面往往高低不平，患者实现独立的社区步行还需要掌握过障碍物技能训练。通过上下路牙、上下楼梯、上下坡道等训练使患者能够适应更为复杂的步行环境。不同损伤部位及损伤程度的患者，步行能力恢复的程度不一样。

7）摔倒训练。脊髓损伤患者借助下肢矫形器和辅助工具的步行总有摔倒的风险，摔倒可能会对患者的身体造成伤害。为了尽可能地减少伤害，患者需要掌握安全摔倒的方式，并能在摔倒后从地面站起。以下 3 种方式可以一定程度地减少摔倒造成的伤害：①在摔倒时，将拐杖甩开，避免倒落过程中拐杖对躯干或上肢带来伤害；②在摔倒时，可以考虑用手掌触地，并通过肘肩关节的支撑缓冲地面对身体的反作用力伤害；③靠近墙时，可以顺着墙面缓缓滑落到地面。

2. 脊髓损伤的作业治疗

（1）床边训练。早期进行体位摆放，并进行床边日常生活活动训练，内容包括床上翻身、坐位平衡、进食和修饰等。

（2）日常生活活动训练。包括进食、梳洗、更衣、沐浴、交流、家务、外出等训练。训练前应协助患者排空大小便，如患者携带尿管、便器等应在训练前协助患者妥善固定好；训练后，对患者整体情况进行观察及评估，如有不适感及时与康复医师联系，调整训练内容。日常生活活动训练具体包括以下内容。

第一，进食。手具备抓握功能的患者需要借助自助器具来完成进餐动作。训练用的餐具如碗、盘应特殊制作，具有防滑、防洒功能。

第二，梳洗。手功能受限的患者在刷牙、梳头时可用环套套在手上，将牙刷或梳子套在套内使用。拧毛巾时，可指导患者将毛巾中部套在水龙头上，然后将毛巾双端合拢，向同一个方向转动，将水挤出。

第三，更衣。训练用的衣服宜宽大、简单，衣扣和带子宜用尼龙搭扣。下面以穿脱开襟衣服为例阐述更衣方法。①穿法。衣服背面放在膝盖上，领子对着自己，衣服的前面向上并打开，将一手伸入衣袖内并伸出手腕；用同样方法完成另一只手，低头将衣服举翻过头顶，手臂伸直，让衣服垂落至肩膀上，身体前倾，使衣服沿躯干与椅子之间的空隙滑下来。②脱法。解开衣服纽扣，躯干尽量前屈，双手由衣领处向上拉并使衣服过头，恢复躯干伸展坐位，一只手拇指勾住对侧衣袖腋窝处使手退出衣袖。用同样方法退出另一只手。

第四，沐浴。一般采用长坐位姿势，身体向前倾，头颈部屈曲，可借助长柄的海绵刷擦洗背部和远端肢体，注意防止烫伤。

第五，交流。脊髓损伤患者通常无语言交流障碍，但由于手功能差，可能无法进行书信交流和电话交流，可以制作不同的自助器具，以提高患者生活质量。

第六，家务。T1 节段以下脊髓损伤患者一般能做家务，但由于患者须坐在轮椅上，因此患者的生活环境需要进行改造。

第七，外出。主要是轮椅与汽车间的转移动作。需要注意的是，坐在轮椅上时，每 30 min 左右用上肢撑起躯干使臀部离开椅面一次，以免坐骨结节等部位形成压疮。

（3）轮椅操作技术训练。进行轮椅上减压、平地驱动和转移训练（轮椅与床、椅、厕座、浴缸、交通工具等的转移），上肢功能比较好的患者可进行上下斜坡训练，截瘫患者需进行大轮平衡技术训练。

（4）辅助器具配置及使用训练。配置辅助器具并对患者进行辅助器具使用训练。

（5）文体训练和游戏训练。文体训练可包括手工艺训练、艺术治疗、园艺治疗、小组治疗（室内小组、户外小组）和治疗性游戏训练等。

（6）功能训练指导。进行家庭康复指导、家居环境改造指导和环境适应训练。

（7）其他操作性训练。如耐力训练等。

3. 脊髓损伤的康复心理治疗

脊髓损伤患者由于身体的残障，形成了与其他人不同的特殊心理，这种心理特征决定了心理康复的内容、方法与应注意的问题。此类患者大多会经历震惊、否定、抑郁、对抗、独立及适应阶段。以上各阶段多数时候无法截然区分，可能交叉出现。应运用心理治疗方法减轻患者的心理障碍，减少焦虑、抑郁、恐慌等神经症状，帮助患者建立良好的人际关系，促进人格的正常成长，使患者很好地面对生活及适应社会。当然，有关人员（家属或看护人员）、专家协助系统、社区辅助支持系统的合作与帮助，在康复过程中起着非常重要的作用。

4. 脊髓损伤的传统康复治疗

进行针刺治疗，根据情况选择电针、头皮针、水针等；进行推拿治疗，选穴参照针刺穴位，手法施以滚法、按法、揉法、搓法和擦法等。根据情况还可选择艾灸、火罐、中药药膳、内服、外敷和熏洗等治疗方法。

5. 脊髓损伤的辅助技术与器具

颈椎损伤患者早期配置头颈胸矫形器，胸腰椎损伤配置胸腰骶椎矫形器以加强脊柱的稳定性。大部分脊髓损伤的患者配置防静脉血栓袜以预防深静脉血栓形成，配置防压疮床垫和/或防褥疮坐垫以预防压疮。

（1）颈髓损伤。根据患者功能情况选配高靠背轮椅、普通轮椅或电动轮椅。部分患者需进行轮椅个性化改造，以提高其使用轮椅的安全性和便利性。早期活动时可戴颈托，部分患者需要配置手功能位矫形器和/或踝足矫形器等，多数需要用于进食、穿衣、打电话和书写等的自助器具，坐便器和洗澡椅可根据情况选用。

（2）T1～T4脊髓损伤。T1～T4脊髓损伤患者常规配置普通轮椅、坐便器、洗澡椅和拾物器。符合条件者可配备截瘫步行矫形器或髋膝踝足矫形器，配合助行架、拐杖和/或腰围等进行治疗性站立和步行。多数患者夜间需要踝足矫形器维持足部功能位。

（3）T5～L2脊髓损伤。T5～L2脊髓损伤患者可通过截瘫步行矫形器或膝踝足矫形器配合助行架、拐杖和/或腰围等进行功能性步行，夜间使用踝足矫形器维持足部功能位。常规配置普通轮椅；部分患者需要配置坐便器、洗澡椅，可根据实际情况选用。

（4）L3及以下脊髓损伤。L3及以下脊髓损伤患者应用踝足矫形器、四脚拐或手杖等可独立步行，但部分患者仍需要轮椅、坐便器和洗澡椅。

6. 脊髓损伤的康复护理

（1）体位护理。包括体位摆放、体位变换、体位转移和使用体位垫等。

（2）神经源性膀胱护理。开展盆底肌肉训练、尿意习惯训练，以及应用激发技术和行为学疗法进行训练，制订饮水计划，采取膀胱容量测定、膀胱残余尿量测定、间歇清洁导尿、留置尿管和改良膀胱冲洗等措施。

（3）排便训练。调整饮食结构，早期开始肠道功能训练，如排便操、腹部按摩等，养成每日或隔日排便的习惯。保持大便通畅，3 d无大便给予缓泻剂或使用开塞露，必要时采用人工掏便方法排便。

（4）康复延伸治疗。根据康复治疗师的意见，监督和指导患者进行关节活动范围、肌力、日常生活活动、站立步行和/或呼吸功能等延续性训练。

（5）并发症的预防及护理。开展预防直立性低血压、自主神经反射增强、下肢深静脉血栓和骨质疏松等并发症的护理，开展预防泌尿系统和呼吸系统等感染的护理，开展防压疮护理，开展预防关节挛缩及废用综合征的护理。

7. 脊髓损伤的职业社会康复

（1）职业康复。根据不同的损伤水平和个体差异设计不同的康复方案。四肢瘫患者可利用上肢残存功能，以个体化的技能培训为主，必要时借助辅助器具或改良设备；截瘫患者按需要进行工作耐力训练、技能培训、就业选配等职业康复训练。训练内容主要包括职业咨询与指导、职业技能再培训、工作职务调整与再设计及职前训练。

（2）社会康复。不同时期社会康复的内容不同。

第一，住院期。住院期主要采用康复辅导、伤残适应小组辅导、社会行为活动训练等方式，对患者伤残社会心理适应提供专业支持，协助他们建立合理的康复期望和目标；提供家庭咨询，使患者及其家庭成员逐步地接受伤后的生活转变，适应家庭角色的转换，逐步重建生活常规。

第二，出院准备期。为患者提供出院准备指导、家居环境改造咨询、家庭康复技巧指导及医疗依赖者家属辅导等，让患者在真实社区参与活动过程中体验和增强自己的能力，还原社会人的角色，协助患者有效使用社区资源、合理计划和安排未来生活、进行家居环境改造，重点解决家庭生活不适应和社交退缩问题。

第三，出院后。出院后为严重的脊柱脊髓损伤患者提供持续的个案管理服务及社会环境适应干预，通过患者重返社区后的跟进协调，促进患者更好地适应和融入社会生活。

（三）脊髓损伤的临床治疗

脊髓损伤早期临床救治对脊髓损伤患者康复是至关重要的。早期临床救治是否正确、及时，决定着患者的预后或终生的残疾程度。

1. 正确地急救转运

脊髓损伤患者急救转运的原则是维持脊柱的稳定性，防止脊柱分离、扭转，避免移动时再次损伤脊髓。因此尽可能做到制动固定后再搬动。制动装置中最简单实用的是脊柱固定板。

2. 进行药物治疗

脊髓损伤早期药物治疗的主要目的是减轻脊髓损伤的继发性损伤。包括使用大剂量类固醇激素、脱水剂、神经节苷脂、Ca^{2+} 通道阻滞剂、阿片受体拮抗剂、自由基清除剂、东莨菪碱等药物治疗。

（1）类固醇激素。类固醇激素是目前国际公认的脊髓损伤早期治疗药物，主要作用机制是稳定脊髓白质，抗炎，减轻水肿及成纤维细胞的活动，减少纤维蛋白沉积，防止各种溶酶体的释放，从而维持细胞膜、血管内皮细胞的完整性。类固醇使用必须在伤后数十分钟至数小时内，最长不超过 24 h。最常用的方法为甲基泼尼松龙静脉注射，30 mg/kg。由于使用时间甚短，故停药后不会出现撤药综合征。治疗时很少出现类固醇激素的不良反应。

（2）啡肽类物质拮抗剂。纳洛酮可阻断内源性啡肽类物质的降压作用，从而提高中等动脉血压及脊髓血流量，以改善神经功能。

（3）渗透性利尿剂。可以采用尿素或甘露醇等，以减轻损伤局部的水肿，改善神经功能。

（4）东莨菪碱或阿托品。可以改善微循环，从而减轻脊髓损伤的程度。

（5）神经节苷脂。单唾液酸神经节苷脂可以通过血脑屏障，嵌入神经元细胞。正常人血清中神经节苷脂含量很低，在脑脊液中仅有微量，在脊髓不完全损伤时可以增强多巴胺代谢，使轴突再生加快，但对完全性脊髓损伤无明显疗效。

3. 进行手术治疗

手术的主要目的是尽早解除对脊髓的压迫，及时将椎骨骨折或脱位予以复位和固定，恢复脊柱稳定性，防止不稳定的脊柱再次损伤脊髓，有利于康复训练的进行。手术方法包括牵引、姿势复位、手术复位、椎管减压、内固定、植骨融合等。

第五节　颅脑外伤及其临床康复

颅脑损伤（TBI）是外力作用于头部所导致的颅骨、脑膜、脑血管和脑组织的机械形变引起的暂时性或永久性神经功能障碍。其临床表现有意识障碍，头痛、呕吐，生命体征的改变，眼部征象，神经系统局灶症状与体征，脑疝。

一、颅脑外伤的类型划分

按照损伤后脑组织与外界相通与否，颅脑外伤分为闭合性和开放性损伤2 类；按照损伤的病理机制，颅脑外伤可以分为以下类型。

（1）脑震荡。脑震荡主要表现为伤后立即发生短暂的意识障碍，一般不超过 0.5h。清醒后多数患者有近事遗忘现象，不能叙述当时的受伤经过，神经系统检查无阳性特征，脑脊液检查无红细胞，CT 检查颅内无异常发现。一般认为脑震荡是最轻微的一种颅脑损伤。

（2）脑挫裂伤。脑挫裂伤好发于额叶与颞叶，往往合并硬膜下血肿和外伤性蛛网膜下腔出血，其继发性改变如脑水肿和血肿形成等具有更为重要的临床意义。

（3）弥漫性轴索损伤。弥漫性轴索损伤多因车祸导致头部的加速运动，造成脑白质广泛性轴索损伤。患者伤后通常立即昏迷，而且昏迷程度深、持续时间长，一般无中间意识清醒（或好转）期。此种损伤引起的病理改变常难以恢复，且至今仍缺乏有效治疗手段，不仅病死率高，而且是导致颅脑损伤患者植物生存状态和严重神经功能障碍的重要原因。

（4）原发性脑干损伤。原发性脑干损伤主要表现：①伤后立即出现意识障碍，特点是昏迷程度深；②早期出现脑干损伤的症状与体征，如呼吸、循环系统功能失常，瞳孔的变化。

（5）颅内血肿。颅内血肿按血肿来源和部位分为硬膜外血肿、硬膜下血肿和脑内血肿，其中硬膜外和硬膜下血肿比较常见。

二、颅脑外伤的诊断与康复评定

（一）颅脑外伤的诊断

1. 临床诊断

依据病史、体征、辅助检查可以确立诊断。

（1）病史。有明确的外伤史，头痛、呕吐、意识障碍、肢体活动障碍、行为异常等。

（2）体征。如昏迷、颅神经病变、肢体活动障碍、失语、认知障碍等。

（3）辅助检查。经头颅 CT 扫描可明确诊断。

（4）严重程度分级。根据国内公认的标准，颅脑外伤的严重程度分为轻、中、重、严重4级。

第一，Ⅰ级（轻型）。相当于单纯的脑震荡，无颅骨骨折；昏迷时间不超过0.5 h；有轻度头痛、头昏等自觉症状；神经系统检查和脑脊液检查均正常。

第二，Ⅱ级（中型）。相当于轻度脑挫裂伤，有或无颅骨骨折，蛛网膜下腔出血，无脑受压征象；昏迷时间不超过12 h；有轻度神经系统病理体征；体温、脉搏、呼吸及血压有轻微改变。

第三，Ⅲ级（重型）。相当于广泛的脑挫裂伤，脑干损伤或急性颅内血肿；深昏迷或昏迷在12 h以上，或出现再次昏迷；有明显神经系统病理体征，如瘫痪、脑疝综合征、去大脑强直征等；有明显的体温、脉搏、呼吸和血压的变化。

第四，Ⅳ级（严重型）。病理情况与Ⅲ级相似，但病情的发展极快，伤后立即出现深昏迷，去大脑强直征，或伴有其他脏器损伤、休克等；迅速出现脑疝，双瞳散大，生命体征严重失常，甚至呼吸停止。

2. 功能诊断

依据损伤部位不同，颅脑损伤患者可有运动障碍、言语障碍（构音障碍）、进食障碍、认知障碍、行为障碍、大小便障碍、日常生活活动能力障碍、心理障碍等。

（二）颅脑外伤的康复评定

（1）严重程度的评定。国内普遍采用国际上通用的格拉斯哥昏迷量表（GCS）判断急性损伤患者的意识情况。GCS总分为15分，根据GCS计分和昏迷时间长短分为轻度、中度和重度脑损伤。

（2）运动功能评定。运动功能评定可采用Brunnstrom评价法，该方法可全面评定瘫痪侧上肢、下肢及手功能状况。

（3）日常生活活动能力评定。可采用修订的巴塞尔指数（Barthel index）评定量表、工具性日常生活活动能力（IADL）评定量表，以了解患者的日常生活能力。

（4）认知障碍评定。认知障碍评定包括注意力、记忆力、动作开始与终止能力、判断能力、执行能力和抽象思维能力等。

三、颅脑外伤的康复治疗

（一）颅脑外伤的康复原则和目标

康复治疗是颅脑损伤治疗中不可缺少的重要组成部分。颅脑损伤引起的各种功能障碍，包括认知、行为、言语、情绪及运动、感觉等方面的功能障碍及各种继发性功能障碍都是康复治疗的适应证。康复治疗的目的就是最大限度地降低功能障碍，最大限度地提高残存的功能，尽可能防止继发性功能障碍的发生。

（1）康复的原则。强调早期介入。目前国际上一致强调颅脑损伤的康复治疗要早期开始，从急性期就应开始介入。

（2）康复的目标。最大限度地恢复患者感觉与运动能力、生活自理能力、认知能力、言语交流能力和社会生活能力。

（二）颅脑外伤的康复方法

1. 急性期康复

急性期康复的目标是防治各种并发症，提高觉醒能力，促进创伤后行为障碍改善。促进功能康复的方法如下。

（1）药物和外科手术治疗。目的是减少脑水肿、治疗脑积水、清除血肿及监测颅内压和脑灌注等。患者病情稳定 48～72 h 后，即使患者仍处于昏迷状态，也应考虑实施康复治疗。

（2）一般康复处理。具体康复措施包括床上良肢位摆放；定时翻身与拍背，并指导体位排痰引流；各关节被动活动；牵拉易于短缩的肌群和软组织；尽早开始床上活动和坐位、站位的练习。其他方法如物理因子疗法、按摩、针灸、高压氧等均可应用。

（3）促醒治疗。①听觉刺激：定期播放患者受伤前熟悉的音乐；亲属定期与患者谈话，内容是以往的重要事件和患者关心的话题。②视觉刺激：通过不断变化的彩光刺激患者视网膜和大脑皮质；③肢体运动觉和皮肤感觉刺激：治疗师和患者家属每天对患者的四肢关节进行被动活动，也利用毛巾、毛刷等从肢体远端至近端进行皮肤刺激；④穴位刺激：选用头针刺激感觉区、运动区及百会、合谷等穴位，并连接电针仪，有助于解除大脑皮质的抑制状态，起到开窍醒脑的作用。

2. 恢复期康复

恢复期康复的目标是改善认知功能，减少患者的定向障碍和言语错乱，提高记忆、注意、思维、组织和学习能力，提高生存质量，具体方法如下。

（1）行为障碍的康复治疗。对于颅脑损伤患者的行为障碍，治疗目的在于设法消除患者不正常的、不为社会所接受的行为，促进其亲社会行为。

第一，营造适当的环境。营造适当的环境是指营造一种能减少异常行为出现和增加亲社会行为出现概率的环境。这需要对患者进行详细的观察，找出能够促进亲社会行为出现的一些因素，以及能引发异常行为出现的一些不良因素。对于前者要多加维护与保持，对于后者要设法消除。稳定、限制的住所与结构化的环境，是改变不良行为的关键。

第二，药物治疗。一些药物对患者的运动控制和运动速度、认知能力和情感都有一定效果。尤其是在颅脑损伤早期，药物治疗很有必要。多应用对改善行为和伤后癫痫有效且不良反应少的药物。

第三，行为治疗。行为障碍可分为正性行为障碍和负性行为障碍。正性行为障碍常表现为攻击他人，而负性行为障碍常表现为情绪低落、感情淡漠，对一些能完成的事也不愿意做。其治疗原则：①对所有恰当的行为给予鼓励；②拒绝奖励目前仍在继续的不恰当行为；③在每次不恰当行为发生后的一个短时间内，杜绝一切鼓励与奖励；④在不恰当行为发生后应用预先声明的惩罚；⑤在极严重或顽固的不良行为发生之后，及时地给予患者他所厌恶的刺激。

（2）认知障碍的治疗。处于恢复期的患者一般都有一定程度的运动和认知功能障碍。除运动功能障碍外，常伴有记忆困难、注意力不集中、思维理解困难和判断力降低等认知障碍。认知功能训练是提高智能的训练，应贯穿于治疗的全过程。

第一，记忆训练。记忆是过去感知过、体验过和做过的事物在大脑中留下的痕迹，是过去的经验在人脑中的反映，是大脑对信息的接收、储存及提取的过程。短期记忆是指保持信息 1 min 至 1 h 的能力；长期记忆是保持信息 1 h 或更长时间的能力。改善记忆功能可应用石杉碱甲、奥拉西坦、多奈哌齐等药物。进行记忆训练时，进度要慢，训练从简单到复杂，将记忆作业化整为零，然后逐步串接。每次训练的时间要短，开始要求患者记住的信息量要少，信息呈现的时间要长，以后逐步增加信息量。患者成功时应及时强化，给予鼓励，增强信心。如此反复刺激，反复训练，提高记忆能力。

第二，注意训练。注意是心理活动对一定事物的指向和集中能力。颅脑外伤患者往往不能注意或集中足够的时间去处理一项活动任务，容易受到外界环境因素的干扰而分散精力。

第三，思维训练。思维是心理活动最复杂的形式，是认知过程的最高阶段，是脑对客观事物的概括和间接反映。思维包括推理、分析、综合、比较、抽象、概括等多种过程，而这些过程往往表现在人类对问题的解决中。根据患者存在的思维障碍进行有针对性的训练。

（3）知觉障碍的治疗。知觉障碍治疗法有 3 种，即功能训练法、转换训练法和感觉运动法。

第一，功能训练法。在功能训练中，治疗是一个学习的过程，要考虑每个患者的能力与局限性，将治疗重点放在纠正患者的功能问题上，而不是放在引起这些问题的病因上，所用方法是代偿和适应。要对存在的问题进行代偿，首先要让患者了解自己存在的缺陷及其含义，然后教会其使用健存的感觉和知觉技能。适应是指对环境的改进。训练中应用简单易懂的指令，并建立常规方法，用同样的顺序和方式做每个活动，并不断地重复。

第二，转换训练法。转换训练法是需要一定知觉参与的活动练习，对其他具有相同知觉要求的活动能力有改善作用。

第三，感觉运动法。通过给予特定的感觉刺激并控制随后产生的运动，可以对大脑感觉输入方式产生影响。①单侧忽略。主要出现在左侧。进行一些刺激忽略侧的活动和环境改变，使患者注意忽略侧，如将食物、电灯、电话、电视机置于患者偏瘫侧，站在患者偏瘫侧与其交谈，进行躯体和视觉越过中线的活动，让患者知道它的存在。②视觉空间失认。在抽屉内、床头柜上只放少数常用的物品，对其中最常用的再用鲜艳的颜色标出，使用语言性提示和触摸，多次重复进行练习，并练习从多种物品中找出特定的物品；练习对外形相似的物体进行辨认，并示范其用途。③空间关系辨认。适当的分级活动可帮助患者恢复掌握空间关系的能力，先练习从包含 2 项内容的绘画中选择一项适当的内容，然后练习从包含 3 项内容的绘画中选择一项适当的内容，再练习从一整幅绘画中选择一项适当的内容，逐渐升级到较为正常的刺激水平。④空间位置。练习将钢笔放入杯中，按照要求摆放物品，并描述 2 种物品的不同位置。经过针对性的训练，患者的知觉功能将有改善。

3. 后遗症期康复

后遗症期康复的目标是使患者学会应对功能不全状况，学会用新的方法来代偿功能不全，增强患者在各种环境中的独立和适应能力，回归社会。后遗症期康复具体方法如下。

（1）继续加强日常生活能力的训练。利用家庭和社区环境，强化患者自我照料生活的能力，学习乘坐交通工具、购物、看电影、逛公园等，争取早日回归社会。

（2）继续维持或强化认知、言语等方面的功能训练，如读报纸、看电视、表达训练等，促进功能的改善。

（3）职业训练。青壮年患者在功能康复后仍需重返工作岗位或更换工作，应尽可能对其进行有关工作技能的训练。

（4）矫形器和辅助器具的应用。学会使用足托、轮椅等。

（5）物理因子疗法和传统疗法的应用。电疗、针灸、按摩、中药等方法，仍有一定的作用。

第五章　骨关节疾病及其临床康复

　　骨关节疾病的临床康复最重要的是及时进行康复训练，正确的训练有助于减轻疼痛、改善全身状况，减少后遗症。本章重点探讨骨折及其临床康复、颈椎病及其临床康复、肩周炎及其临床康复、腰椎间盘突出及其临床康复、骨关节炎及其临床康复。

第一节　骨折及其临床康复

　　骨折是指骨或骨小梁的完整性和连续性发生断离。骨折患者的康复涉及躯体康复、精神康复、职业康复及社会康复等各方面。虽然运动系统构成复杂，但在康复方面有 2 个共同点，即肌力和关节活动范围的恢复。康复的目的是通过针对性的训练，使骨折后机体功能得到最大恢复，预防并发症的发生。

　　在临床康复中，最重要的是功能训练。早期正确的康复训练可促进骨折愈合，避免软组织挛缩，扩大关节活动范围，缓解肌肉萎缩，从而促进受伤肢体运动功能的恢复。除功能锻炼外，及时适当地应用物理疗法可减轻疼痛，改善血液循环，减轻粘连，软化瘢痕，促进骨痂形成，改善全身状况，减少后遗症。在功能训练的基础上进行作业治疗，可以进一步改善生活自理能力及工作能力。在康复治疗过程中和对失去功能者，可进行代偿功能训练或配合应用各种辅助装置（如拐杖、手杖、轮椅、功能支架等），以提高生存质量。

一、骨折的临床表现和评定

（一）骨折的临床表现

1. 局部关节疼痛、肿胀、瘀斑或功能受限

这是外伤性炎症反应。同时，疼痛反射引起的交感性动脉痉挛而致损伤

局部缺血，也加重了局部的疼痛。此外，肢体制动，关节活动和肌肉的收缩减少，肌肉对血管、淋巴管的挤压作用消失，加之卧床引起的血流减慢、血液黏滞性增加、重力影响及固定物的压迫，易导致肢体血液回流障碍，出现肢体的肿胀、疼痛，严重者可导致下肢深静脉血栓形成，进一步影响肢体的功能活动，形成恶性循环。

2. 关节粘连僵硬

固定有利于骨折的愈合，但也限制了关节活动。长时间不恰当的固定，可造成关节粘连乃至僵硬。制动还可使关节囊和韧带组织缺乏被动牵伸，逐渐缩短，引起关节活动受限。

3. 肌肉萎缩

因骨折而产生的肢体失用，必然会导致肌肉萎缩。肢体被固定时肌肉主动收缩停止，反射性肌收缩减少，神经冲动减少，神经轴突传导减慢，均可影响肌肉代谢而引起肌萎缩。但早期的肌萎缩通过积极的肌力训练是可以改善的。若长期对严重的肌萎缩不予纠正，肌肉发生变形、坏死，最后会出现肌肉丧失收缩能力。

4. 肢体负重能力下降

下肢的制动影响了下肢正常的负重功能，骨骼应力负荷减少；同时，制动使骨组织血液循环减少，血流减慢，改变了组织液的酸碱度，妨碍了骨无机盐的代谢，引起骨无机盐的流失，造成骨质疏松。尤其是骨折内固定部位、骨松质区、肌腱、韧带附着区的骨质代谢活跃，骨质疏松更为显著，可明显降低骨强度，易致再次骨折。[①]

（二）骨折的评定

（1）全身及局部状况评定。了解患者的身心状况、临床治疗状况，以及局部疼痛的部位、性质等，观察局部皮肤的颜色、有无水肿及程度和固定的方法。注意血液循环的情况。

（2）关节活动范围评定。了解非固定关节有无活动受限。

（3）徒手肌力评定。了解非固定关节的肌力和健侧肌力。

（4）肢体长度评定。可帮助判断肢体长度有无改变及程度；并判定受伤肢体水肿、肌肉萎缩的程度。

---

① 陈孝平，汪建平，赵继宗. 外科学［M］. 9 版. 北京：人民卫生出版社，2019：614–617.

（5）生活活动能力评定。对上肢骨折患者重点评估生活能力，对下肢骨折患者则重点评估步行、负重等功能。[①]

二、骨折的康复措施

骨折后的康复护理应遵循的原则：确保固定坚实可靠；肢体固定和训练要同步进行，预防制动综合征的发生；康复训练在骨折愈合的不同阶段有不同的重点。骨折愈合过程分为早期和后期2个阶段。

（一）骨折的康复目标

（1）指导患者接受基本康复训练。改善关节活动范围，促进局部血液、淋巴循环，有助于钙离子沉积于骨骼，促进骨愈合；防止失用性肌萎缩；牵伸关节囊及韧带，防止其缩短，并预防关节内粘连、关节活动范围减少或继发性残障形成。

（2）注意被固定肢体的血液、淋巴循环。固定物不宜过紧或过松，避免肢体制动所致的各种并发症和继发的神经、肌肉、血管损伤。帮助患者实施伤残部分肢体功能康复训练。例如，注意患者的姿势和位置、维持身体各关节运动范围、翻身、保持清洁及保证环境安全等。

（3）协助患者完成自我照顾训练。指导患者及早利用残存的功能进行日常生活能力的训练，帮助患者选择合适的辅助器具和支具，让患者尽早达到生活自理，重返工作岗位；指导患者学习自我照顾日常生活。

（4）增加患者自信心，消除自卑感。为患者的康复治疗创造一个良好的环境，改善患者的情绪，增加新陈代谢，保证康复治疗计划的顺利完成。

（二）常见骨折的康复要点

1. 上肢康复要点

（1）肱骨外科颈骨折。肱骨外科颈骨折多见于老年人，临床上将其分为外展型及内收型2类。①外展型：多属稳定性，可用三角巾悬吊固定4周。早期做握拳及肘和腕关节屈伸练习，限制肩外展活动。②内收型：治疗较困难，复位后以三角巾制动4~6周。以预防肺部并发症及早期功能活动为主，限制肩内收活动，预防肩周炎及肩关节僵硬发生。

（2）肱骨干骨折。肱骨干中下1/3处骨折易合并桡神经损伤。肱骨中段

---

① 杨玉荣. 康复治疗与护理［M］. 上海：上海交通大学出版社，2014：155-156.

骨折不愈合率较高，若骨折断端出现分离现象，应及时矫正。首先，患者所处体位为肘部屈曲90°，前臂稍旋前，吊带悬挂于胸前。骨折固定后2周内，练习指、掌、腕关节活动，并做上臂肌肉的主动舒缩练习，禁止做上臂旋转活动。固定2~3周后练习肩、肘关节活动，伸屈肩、肘关节，如健侧手握住患侧腕部使患肢向前伸展，再屈肘后伸上臂。拆除外固定后，行肩、肘全面锻炼。这些活动，以增强手的功能为主。任何练习都不应引起剧痛，不应急于施行手法牵拉，有时练习可产生轻微疼痛，但停止活动后疼痛应消失。

（3）肱骨髁上骨折。常发生于儿童，预后较好，但常合并血管神经损伤及肘内翻畸形。伸直型骨折复位后，石膏托固定患肢90°肘屈曲功能位4~6周；屈曲型骨折则固定于肘关节伸直位。治疗中应严密观察有无血运障碍，其早期症状为剧痛，桡动脉搏动消失、皮肤苍白、麻木及感觉异常，如果处理不及时，可发生前臂肌肉缺血性坏死，造成严重残疾。外固定解除后，主动做肘关节屈伸练习。伸直型骨折主要练习屈肘位的肌肉等张收缩，训练方式是保持肢体原位不动，练习握拳、伸指及腕、肘关节活动，练习次数由少到多，频率由慢到快，主要根据患者的身体状况和体力而定。屈曲型骨折主要练习伸肘位肌肉等张收缩，禁止暴力被动屈伸活动，以避免骨化性肌炎的发生。

（4）尺桡骨干双骨折。治疗较为复杂，预后差。复位固定后，即可开始功能锻炼。初期可练习上臂和前臂肌肉舒缩活动、用力握拳及充分屈伸手指的动作。2周后局部肿胀消退，开始进行肩、肘、腕等关节活动，频率和范围逐渐增加，但禁做前臂旋转活动。4周后练习前臂旋转及用手推墙动作，使两骨折端之间产生纵轴挤压力。其练习方法是利用器械做旋转活动练习，使患者屈肘90°，以及手拿棒做前臂的旋前及旋后练习等。7~9周后，如X线片显示骨折已临床愈合，即可拆除外固定，充分锻炼各关节功能。

（5）桡骨远端骨折。复位固定后早期指导患者用力握拳，充分伸屈五指，以活动手指关节和掌指关节及锻炼前臂肌肉的主动舒缩；练习肩关节前屈、后伸、内收、外展、内旋、外旋、环转活动和肘关节屈伸活动。2周后可进行腕关节背伸和桡侧偏斜活动及前臂旋转活动的练习。开始时轻微活动，如无不适，再逐渐增加活动范围和强度。切忌盲目活动，以免骨折再移位。3~4周后解除外固定，充分进行腕关节的屈伸、旋转活动和尺侧、桡侧偏斜活动。腕关节的功能是手的各种精细活动的基础，因此要特别重视。利用健手帮助患侧腕部练习是一种简便而有效的方法。如以两手掌相对练习腕背伸，两手背相对练习掌屈，或者利用墙壁或桌面练习背伸和掌屈等方法。

2. 下肢康复要点

（1）股骨颈骨折。做加压螺纹钉内固定手术者，原则上术后第 1 天做患肢各肌群的等长收缩练习，2～3d 后可起床活动，并且允许患肢负重。1 周以后主要以等张收缩的方式做髋骨肌群的肌力练习，并开始髋与膝的有助力的屈伸运动，但动作应轻柔，幅度逐步增大，避免引起明显疼痛，随后逐步改做主动屈伸运动，增大主动运动幅度。手术 2 周后即可开始第 3 阶段的康复训练，3～4 周以后可完全恢复原有的社会生活。

对于有轻度移位的股骨颈骨折，为减少股骨头坏死的可能性，应给予患侧股骨头 8～12 周的不负重休息。患肢不能着地行走，不负荷身体重量。其他训练程序为术后第 1 天做等长练习，第 2 天开始做等张练习，第 3 天可扶双腋杖下床，患肢不负重。8～12 周后过渡到第 3 阶段的康复训练。

（2）股骨干骨折。由于肌肉附着后的牵拉作用，股骨干骨折后往往向前外侧成角，很少出现无移位的股骨干骨折。股骨干骨折内固定手术后，当天或第 2 天即可开始肌肉等长练习，以及踝与足部运动练习，并尽早进行物理因子治疗，以帮助消除水肿、减少肌肉的纤维化和粘连，为以后的良好功能恢复创造条件，物理因子治疗时间不要迟于术后第 2 天。术后第 3 天以后，疼痛反应消退，可以开始在床上活动膝、髋关节，做髌骨上下、左右被动活动，可在膝关节下方加用垫枕，在增加膝屈曲度的姿势体位下做主动伸膝练习。注意要定时取出枕垫，以防止垫枕时间过长造成髋关节屈曲挛缩。锻炼时有时可做髋、膝关节屈曲 90°的动作。肌肉练习以等张收缩为主，辅以等长收缩。其中，股四头肌的等长和等张收缩是极为重要的。根据患者全身情况、伴随损伤和依从性，术后 5～6 d 后可扶双腋杖或支架行走，合作性较好的患者可部分负重，并于 2～3 周起逐渐增加负重量，在 2 个月左右进展至单手杖完全负重行走。

由于股骨附近血管丰富，有时在骨折附近组织处出现血肿，容易形成纤维组织，造成粘连，使膝关节功能受损，股骨中下段骨折后引起股中间肌粘连时对膝关节功能的影响尤为严重。术后应尽早做物理治疗，促进血肿吸收，减少粘连形成。伸屈膝关节肌群的肌力练习与髌骨的被动活动也应尽早进行。

（3）胫腓骨干骨折。术后当天开始进行足、髁和髋的主动活动范围练习，做股四头肌与胫前肌、腓肠肌的等长练习。膝关节保持伸直中立位，防止旋转。避免平卧位练习直腿抬高，或者屈膝位练习主动伸膝。术后第 3 天开始进入第 2 阶段康复训练；1 周后开始负重行走，进入第 3 阶段康复训练。

（4）踝部骨折。经整复固定后，适当活动足趾并进行背伸运动。双踝骨折患者从固定第 2 周起，即可加大踝关节主动活动范围，但应禁止做旋转及内外翻运动。3 周后可让患者扶双拐负重活动。4～5 周后解除固定，改为扶单拐，逐渐增加负重量。骨折临床愈合后，患者应进行患肢负重下的各种功能活动，包括踝关节的内外翻运动和旋转运动，以尽快恢复踝关节功能。

3. 四肢骨折康复要点

（1）护理目标。急救外伤，消肿止痛，预防感染和并发症，促进骨折愈合，恢复关节活动范围和肌力，早日回归社会。

（2）护理原则。在复位、固定、功能锻炼三大原则的基础上，早期介入，安全保护，预防并发症。

（3）护理措施。

第一，固定期严密观察，检查骨折局部有无红肿、疼痛及感觉障碍，仔细分析发现的问题，如属病情变化应立即报告医师以进行相应处理，如属姿势摆放不当应及时给予调整。

第二，对采用固定治疗的患者，应注意预防压疮。在关节及骨突部位加衬垫，并将患肢固定摆放在功能位。抬高患肢，促进水肿吸收，减轻疼痛。对合并有神经损伤的患者，加强保护，防止冻伤或烫伤。

第三，拆除固定以后，指导患者关节功能训练时应循序渐进，避免使用暴力。训练中，做好患肢各关节的保护，防止造成新的运动创伤。

第四，加强安全教育，采用功能位固定，注意保护，预防意外伤害。

4. 脊柱骨折康复要点

（1）护理目标。恢复脊柱的稳定性，消除长期卧床的不利影响，最大限度地保持脊柱功能。

（2）护理原则。抢救生命，保持脊柱稳定，预防并发症。

（3）护理措施。脊柱骨折有造成截瘫的危险，甚至危及生命，护理时应予高度重视。

第一，现场急救时对疑有脊柱骨折者，必须首先固定脊柱，需转运治疗的应由 2 人或 3 人严格按头、颈、躯干三点成一线的搬运法进行搬运，避免因身体扭转而造成新的损伤。

第二，无须石膏固定的单纯压缩性骨折患者，应卧硬板床，并在骨折部位垫约 10 cm 高的枕头，使脊柱处于过伸位，利用前纵韧带的张力，使骨折稳定。1周左右开始卧位下背肌训练。

第三，需要石膏固定的患者，也应在石膏干后就开始卧位下腰背肌训练，并观察局部受压情况。1~2周后应鼓励患者下地行走，但活动要适度，不能引起疼痛。

第四，应密切注意患者病情变化和感觉障碍情况，对合并有感觉障碍者，要特别注意预防冻伤和烫伤。

（三）骨折的临床康复措施

向患者介绍功能训练的目的是恢复肢体功能，防止并发症的发生。骨折后的康复训练一般可分为3期进行。

1. 骨折早期临床康复训练措施

康复训练的早期是指伤后1~2周，此时伤肢肿胀、疼痛、骨折断端不稳定，容易发生再移位。所以，此期功能训练的主要目的是消除肿胀和稳定骨折。康复训练的主要形式是伤肢肌肉的等长收缩。等长收缩就是在关节不动的前提下肌肉做有节奏的静力收缩和放松，即平时所说的绷劲和松劲。此期的康复训练原则上除了骨折处上下关节不运动外，身体的其他部位均应进行正常的活动。

（1）等长收缩训练。固定部位的肌肉有节奏的等长收缩练习，可以预防肌肉萎缩或粘连。如前臂骨折时，做握拳和手指屈伸活动；长腿石膏固定患者需做髋关节运动和足趾运动；当股骨骨折后膝关节被固定时，应进行股四头肌的等长收缩练习。等长收缩训练可预防失用性肌萎缩，并可牵引骨折断端靠近，有利于骨折愈合。

一般在骨折紧急处理后1~2 d，患者病情稳定时进行。此时受伤局部肿胀、疼痛、骨折端有血肿，容易移位，软组织损伤需要修复。此时可在石膏固定下对骨折远端肌肉进行按摩和进行肌肉等长收缩训练，肌肉收缩应有节奏地缓慢进行，尽最大力量收缩，然后放松，每日训练3次，每次5~10 min，以不引起肌肉疲劳为宜。可先教会患者做健肢相应肌肉的等长收缩，然后在患侧进行练习。

（2）被动及主动训练。患肢非固定关节应进行被动及主动训练。上肢应注意肩关节外展、外旋与手掌指关节屈曲，下肢应注意踝关节背屈运动。老年患者应注意防止关节挛缩。此训练可从伤（术）后第2日开始，每日训练3次，每次5~10 min，关节活动范围应逐渐加大。

（3）不负重主动运动。累及关节面的骨折常遗留严重的关节功能障碍，为减轻障碍程度，在固定1~3周后，如有可能应每日短时取下固定物，在保护下进行受损关节不负重的主动运动，并逐步增加关节活动范围。运动后继续维持固定。若固定时无特殊需要，关节应置于功能位。不负重主动运动可促进关节软骨生化修复，使关节面有较好的塑形，同时可防止和减少关节内的粘连。

（4）正常活动和呼吸训练。健侧肢体及躯干应进行正常的活动训练，尽早下床。绝对卧床患者，应每日做床上保健操。通过训练，改善全身状况，防止发生卧位综合征。长期卧床的患者，尤其是老年患者及骨折较严重者易并发坠积性肺炎，可通过呼吸训练及叩击背部，促进肺内分泌物排出，预防坠积性肺炎的发生。同时注意预防压疮的发生。

（5）抬高患肢。使肢体远端高于近端，近端高于心脏平面。这样有助于消除肿胀。

（6）物理因子疗法。温热疗法（传导热疗、辐射热疗），可改善肢体血液循环，消炎，消肿，减轻疼痛，减少粘连，防止肌肉萎缩及促进骨折愈合。超短波疗法或低频磁疗可使成骨再生区代谢过程加强，使成纤维细胞和成骨细胞较早出现。

2. 骨折中期临床康复训练措施

在骨折愈合中期的临床康复训练中，也就是伤后2周至骨折的临床愈合期间（伤后3~8周），伤肢肿胀逐渐消退，疼痛减轻，骨折断端有纤维连接，并逐渐形成骨痂，骨折处日趋稳定。此期除继续做伤肢的肌肉收缩训练外，可在专业人员的帮助下，逐渐恢复骨折端、远程未固定关节的活动和骨折处上下关节的活动，并逐渐由被动活动转为主动活动，以防邻近关节的活动范围减小。若病情允许，患者应尽早下床，进行全身活动。伤后5~6周，骨折处有足够的骨痂形成。

骨折愈合中期进行康复训练能促进骨痂的形成，恢复活动范围，增加肌肉力量及提高肢体活动能力。在此基础上可恢复日常生活活动能力与工作能力。

骨折愈合中期的训练重点应是维持及扩大关节活动范围和肌肉力量，由一个关节到多个关节，逐渐增加主动的关节屈伸活动，防止肌肉萎缩，避免关节僵硬。累及关节面的骨折常遗留较显著的关节功能障碍，因此固定2周左右就开始关节面不负重的主动运动，运动后再予固定。通过关节软骨面间的互相挤压和摩擦，可促进关节软骨的修复，使其有较好的塑形，同时可防关节内粘连。

此期的训练量及时间较早期有所增加。因长时间制动易并发关节挛缩，训练量应控制在每日2次，每次20 min左右，并配合器械或支架做辅助训练。

3. 骨折愈合后期（临床愈合期）康复训练措施

此期在伤后8～12周，骨性骨痂已形成，X线检查已显影；骨骼有了一定的支撑力，但邻近关节的活动范围下降，肌肉萎缩。康复训练的目的是防止瘢痕组织粘连，恢复受累关节的活动范围，最大限度地恢复关节活动范围，增加肌肉力量，恢复肢体功能，提高患者的日常生活活动能力。骨折愈合后期（临床愈合期）的康复措施如下。

（1）主动运动。重点是维持并扩大关节活动范围、受累关节主动运动，以不引起明显的疼痛为度。

（2）助力运动和被动运动。助力运动多用于刚拆去石膏、肢体僵硬、难以进行主动运动的患者。助力运动时，治疗师的动作应平稳、柔和，并随关节活动范围增加而逐步减少辅助力量。被动运动多用于组织粘连、挛缩严重的患者。训练时应注意手法、力量，尽量靠近受累关节，避免骨折线受力造成再次骨折。治疗师的动作应平稳、缓和、有节奏，以不引起明显疼痛及肌肉痉挛为宜。

（3）关节功能牵引。关节功能牵引多用于僵硬关节，可配合热疗、手法松动。将受累关节的近端固定，远端按正常的关节活动方向加以适当力量进行牵引，使组成关节的骨端能在关节囊和韧带等软组织的弹性范围内发生移动。对中度或重度关节挛缩者，可在运动与牵伸的间歇期，配合使用夹板，以减少纤维组织的回缩，维持治疗效果。训练控制在每日2～3次，每次15 min左右。牵引力量以患者感到可耐受的酸痛但不产生肌肉痉挛为宜。

（4）恢复肌力，负重练习。当患肢肌力为0～1级时，训练以被动运动及助力运动为主；患肢肌力为2～3级时，训练以主动运动为主，可适当辅以助力运动；当肌力达到4级或以上时，可进行渐进抗阻运动训练。如果合并关节内损伤时，肌力训练应以等长收缩为主；若下肢骨折，可在平行杠、步行车中或在双腋杖支持下做部分负重地站立练习，逐步过渡到充分负重的站立练习。2周后增加双下肢交替负重的主动运动练习及缓慢的原地踏步练习，以逐步增加患肢负重练习。可做提起足跟练习、半蹲起立练习，以增加负重肌肌力。做髋部肌肉，尤其是伸髋肌及外展肌的抗阻练习。髋关节屈伸活动范围恢复不满意时，可做髋关节功能牵引。在站立练习的基础上依次进行不负重、部分负重及充分负重的步行练习，并从持双拐步行逐步进展到健侧单拐及患侧持拐步行，再逐步提高下肢行走功能。股骨颈骨折愈合后，宜较长期持手杖步行，不要因无症状而过早恢复患肢的充分负重，以减少后期发生股骨头无菌性坏死的风险。患肢在 1～2 年内不宜过多过长时间的负重，并且应定期做 X 线检查。

（5）其他物理及综合治疗护理手段。配合物理因子治疗，如局部紫外线照射等，可促进钙质沉积与镇痛。红外线、湿热敷、蜡疗等可作为手法治疗前的辅助治疗，促进血液循环、改善关节活动功能。局部按摩对促进血液循环、松解粘连有较好作用。中药内服、外敷、熏洗、热敷及针灸、推拿等方法可最大限度地恢复机体正常的生理功能。还可进行步态训练等，帮助患者提高生存质量。

（6）恢复日常生活活动能力及工作能力。可采用作业治疗和职业前训练，改善患者的动作技能技巧，增强体能，从而恢复伤前的日常生活活动能力及工作能力。

以上治疗阶段中前 2 期的治疗更为重要，前期的治疗为以后正常功能的恢复打下了基础。

三、骨折的康复教育

（一）活动量和恢复肢体生理功能

（1）确保适宜的活动量。功能训练应在医护人员的指导下循序渐进地进行，活动范围由小到大，次数从少到多，时间由短到长，强度由弱到强，活动范围以不感到疲劳、骨折部位未出现疼痛为宜。

（2）恢复肢体的生理功能。上肢应围绕增强手的握力进行活动，下肢应围绕恢复负重行走能力进行训练。但是功能训练不能干扰骨折的固定，更不能做不利于骨折愈合的活动，如外展型肱骨外科颈骨折不能进行上肢的外展运动，内收型肱骨外科颈骨折不能做内收运动，尺桡骨干骨折不能做前臂的旋转，胫腓骨骨干骨折不能做下肢的内外旋运动。

（二）准确活动有障碍的关节和心理调适

（1）准确活动有障碍的关节。不用邻近的关节来代替。需要先恢复关节活动的范围、幅度及关节活动的顺利度，当关节活动没有阻碍时，再开始恢复关节运动的质。

（2）心理调适。骨折患者常因严重的失落感而心情慌乱，并寄希望有最好的药，在最短的时间恢复最佳状况。应指导患者调适心理状态，以积极的心态参与康复训练，尽早恢复功能，重返社会。

（三）加强营养

大部分骨折患者往往缺乏食欲，老年患者、体质较弱或心理承受能力差的人更明显。护理时应注重营养，必须积极补钙，同时补充维生素 D，以协助钙的吸收。经测定，骨折后患者血清中锌、铁、锰等微量元素的浓度均明显下降，需要及时补充。动物肝脏、海产品、黄豆、蘑菇等含锌较多，动物肝脏、鸡蛋、豆类、绿叶蔬菜等含铁较多，麦片、芥菜、蛋黄等含锰较多。还应适当多吃一些辣椒、西红柿、苋菜、青菜、卷心菜、萝卜等维生素 C 含量丰富的蔬菜，以促进骨痂生长和伤口愈合。

第二节　颈椎及其临床康复

颈椎病是颈椎椎间盘组织退行性病变及其继发病理改变累及周围组织结构（神经根、脊髓、椎动脉、交感神经等），并出现相应的临床表现。颈椎病可诱发多种疾病，所侵害的部位可涉及脊髓、神经、血管等多种重要组织，进而诱发多种特异性表现。如颈交感神经受刺激或损伤会出现胃肠功能异常，表现为食欲缺乏、恶心、呕吐、便稀或便秘等，此时极易与浅表性胃炎、胃溃疡等相混淆。又如颈椎 C4 压迫神经根，会出现心动过速、冠状动脉供血不足、心绞痛等症状，若仅给予心脏病药物治疗而不治疗颈椎，虽能暂时缓解症状，但易反复发作。另外，颈椎病还能引起呼吸或吞咽困难、血压异常等许多似乎与颈椎病无关的症状。[①]

一、颈椎病的病因和临床表现

（一）颈椎病的病因

机体的衰老、慢性劳损、外伤、先天性椎管狭窄、先天性颈椎畸形、不

---

① 项小平，丁俊. 颈椎病康复治疗临床观察 [J]. 江苏医药，2005，31（12）：964.

适当的运动等都是导致颈椎病的因素。而在日常生活中不良的生活习惯、工作姿势不当、睡眠体位欠佳、外力伤害等则是引发颈椎病的最直接原因，应引起足够的重视。

（二）颈椎病的临床表现

颈椎病的典型症状为颈、肩、背、上肢疼痛，甚至四肢麻木，可伴有头痛、头晕、耳鸣、耳聋、视物不清等。病变的节段不同，表现各异。颈椎病分为以下类型。

1. 神经根型

神经根型颈椎病常有外伤、长时间伏案工作和睡眠姿势不当的病史。主要表现为颈部活动受限，颈、肩部疼痛。上颈椎病变，颈椎疼痛向枕部放射，枕部感觉障碍或皮肤麻木；下颈椎病变，颈肩部疼痛可向前臂放射，手指呈神经根性分布的麻木和疼痛。患者可伴有头痛、头晕、视物模糊、耳鸣等表现。检查可见颈部活动受限，棘突、棘突旁或沿肩胛骨内缘有压痛点。

2. 脊髓型

脊髓型颈椎病是由颈椎间盘的突出物刺激或压迫交感神经纤维，反射性地引起脊髓血管痉挛、缺血而产生脊髓损害的症状。主要表现为颈肩痛伴有四肢麻木、肌力减弱或步态异常。严重者发展至四肢瘫痪、小便潴留、卧床不起。体检可见颈部活动受限不明显，肢体远端常有不规则的感觉障碍、腱反射亢进、肌张力增高和病理反射。

3. 椎动脉型和交感型

（1）椎动脉型。椎动脉型颈椎病主要有头痛、头晕、眩晕等症状，甚至猝倒。有时可有恶心、耳鸣、耳聋和视物不清等表现。

（2）交感型。交感型颈椎病多数有轻微的颈肩痛等交感神经的刺激症状。主要表现为头晕、头痛、头沉重感、偏头痛、视物模糊、耳鸣、耳聋、心律失常，肢体或面部区域性麻木、出汗异常等。

4. 混合型和颈型

（1）混合型颈椎病。兼有上述 2 种以上类型的症状和体征。

（2）颈型颈椎病。仅有颈部酸胀不适、疼痛、板滞甚至僵硬等症状。[①]

---

　　① 孙献武，于香兰，邵海燕，等. 三维颈椎康复垫在颈椎病治疗中的临床研究［J］. 中国康复医学杂志，2015，30（12）：1281－1283.

二、颈椎病的康复措施

颈椎病病情不一，原因不同，症状、体征多样化。针对不同的诊断、不同的病程，常选用不同的康复措施。

颈椎病主要是长期劳损、局部生物力学失衡所致。因此，其治疗应着眼于恢复其正常的生物力学关系。非手术或手术疗法均能达此目的。由于颈椎病的病理改变既有骨组织的也有软组织的，治疗既要有"治硬"（骨关节：纠正骨关节错缝失稳，如牵引、手法等），还应同时"治软"（软组织：解除痉挛、松解粘连、改善局部血液循环、消除无菌性炎症等，如药物治疗、物理因子疗法、推拿、针刀、针灸等）。非手术疗法强调综合疗法，其中牵引是主要手段。①

（一）颈椎病患者的睡枕要求

颈部姿势对颈椎病症状有明显影响，其中睡眠姿势的影响更大。枕头是颈椎的保护工具，一个成年人每天有 1/4 ~ 1/3 的时间是在睡眠中（枕头上）度过的，所以枕头一定要适合颈椎的生理曲度。人在熟睡后，颈肩部肌肉完全放松，只靠椎间韧带和关节囊的弹性来维护椎间结构的正常关系。如果长期使用高度不合适的枕头，使颈椎某处屈曲过度，就会将此处的韧带、关节囊牵长并损伤，进而造成颈椎失稳，发生小关节错位，以后可发展成颈椎病。这类患者常常表现为睡眠中或睡醒后晨起时颈项不适、落枕、头昏、头痛或顽固性失眠等症状。

合适的枕头对治疗和预防颈椎病十分重要，是药物治疗所不能替代的，但应长期坚持应用。合理的枕头必须具备科学的高度和舒适的硬度。枕头的高度，不宜过高，也不宜过低。少数人需适当高枕，如棘突发育畸形等，此时枕头过低则可使症状加重。

只有保持正常的生理弯曲时，颈部的肌肉、韧带、椎间盘及颈部其他器官，如气管、颈动脉、颈静脉和神经组织才能处于正常生理弯曲状态。而高枕时，无论是左侧卧还是右侧卧，都会使颈椎根处于非生理弯曲状态，使颈部肌肉、颈椎骨和韧带等都处于紧张状态，得不到真正的放松和休息，甚至使一些神经和血管受压，使颈椎病症状在睡后加重。同样，如果采用低枕或

---

① 宋清焕，张福华，孙朝辉. 综合康复疗法治疗急性期神经根型颈椎病的临床研究 [J]. 中华物理医学与康复杂志，2009，31（2）：86 – 87.

不用枕睡觉，也会使颈椎处于非生理弯曲状态，继而发生与用高枕一样的弊病。因此，枕高应根据个体体型而定，一般以仰卧时头枕于枕上，枕中央在受压状态下高度 8～15 cm 为宜；而枕的两端，应比中央高出 10 cm 左右，因为侧卧时，肩部在下面垫起，会使颈椎弯曲，增加枕两端高度则可消除这一不良影响，保证颈椎的生理弯曲。总之，枕头的高度以醒后颈部无任何不适为宜。

睡眠应以仰卧为主，头应放于枕头中央；以侧卧为辅，要左右交替，侧卧时左右膝关节微屈对称。俯卧、半俯卧、半仰卧或上段、下段身体扭转而睡，都属不良睡姿，应及时纠正。过高、过硬、过短、过窄、填充物不合适的枕头都是不合适的。符合人体生理曲度的枕头应该具有几个特点：曲线造型符合颈椎生理曲度；枕芯可以承托颈椎全段，使颈肌得到充分的松弛和休息。[①]

（二）颈椎病的颈姿纠正

颈椎病的发生与头部长期所处位置有密切关系。有统计数据表明，颈椎病与职业有高度相关性，多见于伏案或低头位工作者。颈肩部软组织慢性劳损是发生颈椎病的病理基础，所以纠正生活、工作中的不良姿势，防止慢性损伤，对颈椎病的防治非常关键。工作中注意端正头、颈、肩、背的姿势，不要偏头耸肩；谈话、看书时要正面注视，不要过度扭曲颈部。总之，要保持脊柱的正常生理曲度，防止因姿势不良而诱发颈椎病。

调整颈椎姿势的同时，还应加强颈肩部肌肉的锻炼。在工间或业余时间，做头及双上肢的前屈、后伸及旋转运动，既可缓解疲劳，又能使肌肉发达，韧度增强，从而有利于颈段脊柱的稳定，增强颈肩顺应颈部突然变化的能力。

（三）颈椎病的颈椎操

颈椎操可锻炼颈部肌肉，增强颈椎的运动功能，对保持颈椎良好的稳定性有较好的效果。

（1）仙鹤点头。先做预备姿势（立正姿势，两脚稍分开，两手撑腰）。练习时，低头看地，以下颌能触及胸骨柄为佳，然后还原至预备姿势。动作宜缓慢，以呼吸一次做一个动作为宜。

（2）犀牛望月。预备姿势同上。练习时，缓慢抬头，双目仰望天空，然

---

① 燕铁斌，尹安春. 康复护理学［M］. 4 版. 北京：人民卫生出版社，2017：259.

后还原至预备姿势。呼吸一次做一个动作。

（3）金龟摆头。预备姿势同上。练习时，头颈向左侧弯，左耳尽力靠向左肩，然后还原至预备姿势；头颈向右侧弯，右耳尽力靠向右肩，然后还原至预备姿势。动作要配合呼吸，缓慢进行。

（4）金龙回首。预备姿势同上。练习时，头左右旋转，旋转头部时以颏部尽力接触肩峰，然后还原至预备姿势。

以上4个动作按节律反复进行，主要是练习颈部的伸屈与侧弯功能。每个动作可做2个八拍（按做操口令），每日可进行1~2次。

长期伏案工作者，应每1~2 h有目的地让头颈部向左右转动数次，转动时应轻柔、缓慢，以达到该方向的最大活动范围为准；或者行夹肩运动，两肩慢慢紧缩3~5 s，然后双肩向上坚持3~5 s，重复6~8次；或者利用两张办公桌，两手撑于桌面，双足腾空，头往后仰，坚持5 s，重复3~5次。慢慢地做4次重复运动，再回到中立位置的时候停止；然后快速做8次重复运动。

（四）颈椎病的饮食调理

颈椎病患者在饮食上没有特殊的禁忌，但也应注意摄取营养价值高的食品，如豆制品、瘦肉、谷物、海带、紫菜、木耳、水果、蔬菜等，以达到增强体质、延缓衰老的目的。颈椎病患者尤其应多食富含维生素C的食品，如新鲜的水果、蔬菜等。测试研究表明，维生素C具有增强人体免疫力和抗衰老的作用。另外，中医认为胡桃、生地、黑芝麻等具有补肾髓之功效，合理少量服用可起到强壮筋骨、推迟关节退行性病变的作用。

（五）颈椎病的颈围

可按需选用颈围领或颈托，有助于组织的修复和症状的缓解；配合其他治疗方法同时进行，可巩固疗效，防止复发。但长期应用颈托可引起颈背部肌肉萎缩，关节僵硬，不利于颈椎病的康复，所以仅在颈椎病急性发作时使用。颈围领和颈托对症状的减轻有一定帮助，但高度必须合适，以保持颈椎处于中立位为宜。若颈椎病由颈部损伤所致则可应用前面宽、后面窄的颈托，使颈部处于轻度后伸位，以利于颈部损伤组织的修复。

三、颈椎病的康复教育

（1）避免诱发因素。颈椎病是一种慢性疾病，在短期内难以根除，所以平时应加强颈椎病的预防。颈椎病的致病因素可以分为内因（体内因素）和外因（急慢性外伤），两者可以互为因果。内因是致病的基础，而外因是诱发因素，可以预防的。诱发因素除外伤外，还有落枕、受凉、过度疲劳、强迫体位工作、姿势不良及其他疾病。

（2）防止外伤。设法避免各种生活意外及运动损伤，如急刹车时极易造成颈椎损伤，故应尽量避免乘车中睡觉。

（3）矫正不良姿势。要注意防止外伤和纠正工作与生活中的不良姿势，预防慢性损伤。除了工间或业余时间做平衡运动外，还可根据年龄和体质条件，选择适合的运动项目，进行增强肌力和增强体质的锻炼。另外，一些规律性的长期运动项目，如散步、慢跑等也有助于预防颈椎病的发生。

第三节　肩周炎及其临床康复

肩周炎是肩关节周围炎的简称，以疼痛与功能障碍为主要特征。如肩关节疼痛持续 3 个月以上仍无肩关节功能障碍，可排除肩周炎。肩周炎有自愈趋势，但病程较长，一般可达 2 年。

一、肩周炎的临床表现

肩周炎的发病可能与某些代谢障碍或局部循环障碍有关。根据临床表现，肩周炎可分为 3 个阶段。

（1） I 期。 I 期是肩周炎的急性发病阶段。此期炎症、疼痛引起的反射性肌肉痉挛等为主要病理变化，而无软组织粘连等不可逆转的病理改变。临床表现主要有以疼痛和肩关节的功能障碍，是肩周炎的初期阶段。

（2） II 期。 II 期是肩周炎的急性发病过程迁延至慢性的阶段。此时肩疼痛的症状减轻，但关节周围软组织在炎症反应以后发生挛缩、增生、肥厚和粘连等，严重限制了肩关节活动，所以此期为软组织发生器质性病理改变的阶段。

（3） III 期。 III 期炎症过程自行消退（如果自然发展的话），病理停止发展，所有的症状得到缓解。如果能坚持锻炼，功能可逐渐得到一定恢复，否则功能往往不会自行恢复。

二、肩周炎的康复措施

肩周炎患者需要劳逸结合，注意局部保暖。特别应注意在空调房中时，不要坐在冷风口前，保护肩关节不受风寒；夏季夜晚不要在窗口、屋顶睡觉，防止肩关节长时间地受冷风吹袭。

当前肩周炎治疗方法有运动疗法（含推拿、松动治疗）、物理因子疗法、口服药物、局部或关节腔药物注射、针灸、牵引等，均有一定的效果。但不管采用何种治疗，运动疗法是基础，只有依靠行之有效的锻炼，才能较快、较理想地恢复肩关节功能。

1. 钟摆运动

钟摆运动用于肩周炎早期的自我治疗。体前屈90°，健侧肢支撑于桌子上，患肢下垂向前后摆动，内外摆动，划圈摆动，幅度由小到大，手握重物，逐步增加负重（1~3~5 kg），每次20~30 min，每天1~2次。

本项运动适用于第Ⅰ、Ⅲ期肩周炎患者，既可通过运动改善关节腔内滑液流动，扩大关节活动范围，减轻疼痛症状，又可预防肩周炎后期的粘连。

2. 体操棒练习

体操棒练习的预备姿势为患者持体操棒于体前，两手抓握棒的距离尽可能大些，分腿直立。为防止以肩带活动代替肩关节活动可用压肩带。体操棒练习的具体动作如下。

（1）前上举，以健臂带动患臂，缓慢做前上举，重复15~30次。

（2）患侧上举，以健臂带动患臂缓慢做患侧的侧上举，重复15~30次。

（3）做前上举后将体操棒置于颈后部，并还原放下，重复15~30次。

（4）两臂持体操棒前平举，做绕圈运动，正反绕圈各重复15~30次。

（5）将体操棒置于体后，两手分别抓握体操棒两端，以健臂带动患臂作侧上举，重复15~30次。

（6）将体操棒斜置于体后，先患侧手抓上端，健侧手抓下端，以健臂带动患臂向下做患肩外旋动作，重复15~30次；然后换臂，健侧手抓上端，患侧手抓下端，健侧臂上提做患肩内旋动作，重复15~30次。还可选用定滑轮装置，健臂辅助患肩做屈、伸、旋转活动等。

体操棒练习需要注意：①上述动作范围宜逐渐增大；②如某一动作完成后感觉肩部酸胀不适，可稍休息后再练习下一动作；③每一动作均应缓慢，且不应引起疼痛。

上述练习应每日多次进行，如在家时，可因地制宜，根据以上原则和要领进行锻炼。①

3. 保护肩关节和良姿位

（1）保护肩关节。在同一体位下避免长时间患侧肩关节负荷，维持良好姿势，减轻对患肩的挤压；维持足够的关节活动范围和肌力训练；疼痛明显时要注意患侧肩关节的休息，防止有过多的运动，同时避免再次发生疲劳性损伤；疼痛减轻时，可尽量使用患侧进行日常生活活动技能的训练。

（2）良姿位。较好的体位是仰卧时在患侧肩下放置一薄枕，使肩关节呈水平位。该体位可使肌肉、韧带及关节获得最大限度的放松与休息。健侧卧位时，在患者胸前放置普通木棉枕，将患肢放置上面。一般不主张患侧卧位，以减少对患肩的挤压。避免俯卧位，因为俯卧位既不利于保持颈、肩部的平衡及生理曲度，又影响呼吸道的通畅，应努力加以纠正。

4. 关节松动术

关节松动术主要用于活动、牵伸关节，所以对肩周炎也有较好疗效。根据肩部病变程度，采用不同分级的手法进行治疗。对关节疼痛明显的患者采用 I 级手法；对既有关节疼痛又有活动受限者采用 II、III 级手法；而对关节僵硬或挛缩但疼痛不严重者，则采用 IV 级手法。松动治疗每次 20 min，每日或隔日 1 次，10 d 为 1 个疗程，每次治疗时要求患者尽量放松肩部，治疗后应进行主动肩部活动，如配合行钟摆运动等。关节松动术适用于第 II、III 期肩周炎患者。

5. 肩关节的按摩

按摩是中国传统医学治疗肩周炎的有效方法之一，其常用手法如下。

（1）松肩。患者坐位，肩部放松。治疗师站于患侧身后，用拇指推、掌根揉、五指捏等手法沿各肌群走向按摩 5~10 min，手法由轻到重，由浅到深。

（2）通络。取肩井、肩架、肩贞、中府、天宗等穴，每穴按压 1 min，以患者有酸、麻、胀感为宜。

（3）弹筋拨络。体位同上。治疗师以拇指尖端垂直紧贴肱二头肌长头肌腱，在肱骨结节间沟内，沿肌腱走向横行拨络；然后再沿喙肋韧带拨络，用拇指和示指、中指相对捏拿肱二头肌短头腱、肱二头肌长头腱、胸大肌止点

① 冯晓东，马高峰. 实用康复治疗学 [M]. 北京：人民军医出版社，2012：370-374.

等处，最后用捏揉手法放松局部。

（4）动摇关节。体位同上。治疗师一手与患手相握，用力抖动，边抖边做肩关节展收、屈伸、旋转、环绕等各方向的活动。另一手置患肩做揉捏，幅度由小到大。注意每次推拿时其中一两个方位的摆动幅度要超过当时的活动范围，在下一次推拿时再选另两个方位。

（5）抖法、搓法。用抖法、搓法结束治疗。

按摩治疗每日 1 次，10 次为 1 个疗程。

三、肩周炎的康复教育

（1）治疗原发病。如颈椎病、类风湿性关节炎、骨质疏松症等。

（2）加强生活护理。防受寒、防过劳、防外伤。尽量减少使用患侧的手提举重物或过多活动肩关节，以免进一步造成疲劳性损伤。

（3）坚持运动训练。教患者做医疗体操、肌肉完全放松运动、腹式深呼吸和局部自我按摩等。

（4）改变患者对疼痛的认知。改变患者对疼痛的认知，帮助患者学习自我控制和自我处理疼痛的能力。

第四节　腰椎间盘突出及其临床康复

腰背痛是十分常见的症状。作为一种主诉，腰背痛标示着一组症候群，因而是症状名称而非疾病名称，是老年科、康复科、骨科、神经科门诊中最常见的主诉症状。腰痛按病因分类，约97%为人体力学性腰痛，1%为非人体力学性腰痛，2%为内脏性疾病。人体力学性腰痛中，72%为腰部扭伤和过劳，11%为椎间盘退行性疾病，14%为椎间盘突出。

腰椎间盘突出症是指腰椎间盘退行性病变后，在外力作用下，纤维环部分或全部破裂，连同髓核一并向外膨出，刺激或压迫神经根或脊髓（马尾神经）引起的腰痛，并且伴有坐骨神经放射性疼痛等症状的一种病变。

一、腰椎间盘突出的病因病理和类型

（一）腰椎间盘突出的病理病因

脊柱是人体中轴，腰椎在承受人体各项活动中承受巨大的应力。20 岁以

后腰椎开始持续退行性病变，腰椎间盘内的水分和营养成分减少，弹性下降，胶原纤维增多，椎间隙随之逐渐变窄，进而导致周围韧带松弛，椎体间活动增加。椎体间过度活动是腰椎间盘破裂突出的基础，急性或慢性应力负荷过大则是发病常见诱因。特别是弯腰转身（旋转）取重物时，腰椎间盘不仅受到向内的压力，而且受到张力和剪切力的作用，髓核后移，纤维环在已有退行性病变的基础上受到过大的由内向外的力量冲击而断裂；先是髓核被挤入破裂的纤维环内，可称为椎间盘内破裂；破裂的髓核分散应力的性能遭遇破坏，髓核逐渐退行性病变、脱水或髓核回复原位后再受二次应力或外伤，则引起椎间盘突出。椎间盘突出多数是在无后纵韧带的后外侧区，挤压到神经根，患者会出现真性坐骨神经痛。病变继续发展，则椎间隙更窄，骨质增生，成为退行性腰椎病。

1. 腰椎间盘突出的病理

腰椎间盘突出症的病理变化过程，大致可分为 3 个阶段。

第一，突出前期。此期髓核因退行性病变和损伤可变成碎块状物，或呈瘢痕样结缔组织；变性的纤维环可因反复损伤而变薄变软或产生裂隙。此期患者可有腰部不适或疼痛，但无放射性下肢痛。

第二，椎间盘突出期。外伤或正常的活动使椎间盘压力增加时，髓核从纤维环薄弱处或破裂处突出。突出物刺激或压迫神经根即发生放射性下肢痛，或压迫马尾神经而发生大小便障碍。在急性髓核突出期，受压的神经根常发生急性创伤性炎症反应，神经根充血、水肿、变粗和极度敏感，此时任何轻微刺激均可引起剧烈疼痛。

第三，慢性期。此期脱出或突出的髓核可有几种转归。①纤维化。从早期开始，突出物的表面即可有毛细血管渗入、包绕，呈现无菌性炎症改变；随着成纤维细胞的侵入而逐渐纤维化。②萎缩。主要是突出物的脱水而使其体积缩小至原体积的 20%～30%。此种皱缩现象可视为机体自愈的防御性反射，尤多见于椎间盘突出症时。③钙化或骨化。随着影像学的发展，临床上发现椎间盘钙化（或骨化）的病例日渐增多，其产生机制主要是在纤维化和萎缩基础上由钙盐沉积所致。④骨赘化。位于椎体边缘的髓核，最终可与边缘部的骨赘融合在一起而构成骨赘的一部分。

2. 腰椎间盘突出的病因

腰椎间盘突出的病因主要有以下几个方面。

第一，脊柱畸形或脊柱生理曲度改变。脊柱存在对称或不对称的移行椎、融合椎、脊柱侧弯或其他发育畸形都是腰椎间盘突出的诱发因素。如脊柱侧弯、椎间隙不等宽，特别是伴旋转时，脊柱凸侧承受更大应力，容易加速退行性病变。

第二，过度负荷。从事重体力劳动和举重运动常因过度负荷造成椎间盘早期退行性病变。从事弯腰工作者，当双下肢直立弯腰提取 20 kg 的重物时，椎间盘内压力可增加到 30 kg/cm^2。

第三，遗传因素。腰椎间盘突出症有家族发病的报道，印第安人、爱斯基摩人和非洲黑人发病率明显较其他民族发病率低。

第四，急性损伤。外伤只是引起椎间盘突出的诱因，原始病变在于无痛的髓核突入内层纤维环，导致髓核内部应力改变，继发外伤使髓核进一步突出到外面有神经支配的纤维，从而引起疼痛。在日常生活工作中，当腰部处于屈曲位时，髓核向后滑移，后侧纤维环承受压力最高，如突然加以旋转则易诱发髓核突出。

第五，腹压增加。椎间盘退行性病变的基础上，某种可诱发椎间隙压力突然升高的因素致使呈游离状的髓核穿过已变性、薄化的纤维环进入椎管前方或侵入椎体边缘处。

（二）腰椎间盘突出的分类

当发生椎间盘破裂、髓核突出时，髓核可从椎间盘的各个方向突出，有前方突出、后方突出、全盘四周膨出和椎体内突出。其中以后方突出较为多见，且后方突出可刺激或压迫神经根与马尾神经，引起严重的症状和体征。临床上一般将后方突出分为旁侧型和中央型，其中以旁侧型居多。

二、腰椎间盘突出的临床特征

（一）腰椎间盘突出的主要症状

（1）腰痛。多数患者都有腰痛，这是突出的髓核压迫后纵韧带，刺激纤维环内的痛觉纤维反射到腰部所致。疼痛轻重不一，严重者可影响腰部的活动，当咳嗽、打喷嚏使腹内压增高时，腰部疼痛加重。

（2）下肢放射痛。当髓核进一步后突，经过后纵韧带压迫神经根，产生腰腿痛。疼痛往往自臀部开始向下肢放射至大腿后侧、小腿外侧及足趾。疼痛区域较固定，患者多能指出其具体部位。下肢放射痛多因站立、用力、咳嗽、喷嚏或运动而加剧，平卧位休息后可减轻。有些患者由于巨大的椎间盘后突出压迫马尾神经出现部分双下肢不全性瘫痪，会阴部麻木和大小便功能障碍。

（3）主观麻木感。病程较久或神经根受压迫较重者，常有下肢麻木感。麻木区与受累神经根的分布区域一致，限于小腿外侧或足部。中央型髓核突出可发生鞍区麻木。

（4）肢体冷感。有少数病例（约5%以上）自觉肢体发冷、发凉，这是由于椎管内的交感神经受到刺激。

（5）间歇性跛行。中央型髓核突出的情况下，可出现继发性腰椎椎管狭窄症的病理和生理学基础；对于伴有先天性发育性椎管矢径狭小者，脱出的髓核加重了椎管的狭窄程度，易诱发间歇性跛行。

（6）肌肉萎缩。腰椎神经根持续受压，导致该神经支配的肌肉萎缩，肌张力减弱。

（7）马尾神经症状。主要见于重度中央型及旁侧型的髓核突（脱）出症者。其主要表现为会阴部麻木、刺痛、排便及排尿障碍、阳痿（男性）及双下肢坐骨神经受累症状。严重者可出现大小便失控及双下肢不全性瘫痪等症状。

（8）其他。脊神经根的部位与受压程度、邻近组织受累范围和其他因素不同，可出现某些少见的症状，如肢体多汗、肿胀、骶尾部痛、大腿外侧麻木及膝部放射性痛等。

（二）腰椎间盘突出的体征表现

（1）腰部具体表现。

第一，姿势异常。患者为避免神经根受压，常将腰固定于某姿势，腰部可发生过度前凸、变平或侧弯。体征急性期或对神经根压迫明显、症状较重者，患者可出现行走姿态拘谨、一手扶腰身体前倾，凸臀跛行或患足怕负重及呈跳跃式步态等。

第二，腰椎前凸增大。腰部不能伸直、侧弯，但前屈受限。

第三，腰椎曲线变平或反弓。此种姿势是由较大的、足以阻止腰部后伸的后外侧或后方突出物所致。常伴有严重的坐骨神经痛和腰椎侧弯，任何使腰伸直的动作，都可加重下肢放射痛。

第四，脊柱侧弯。脊柱侧弯是一种保护性反应，可凸向健侧，也可凸向患侧。这是减少神经根压迫和紧张的补偿体位。

（2）脊柱具体表现。

第一，脊柱运动受限。脊柱屈曲、伸展、侧弯及旋转等均不同程度地受限，前屈受限最突出。这是因为腰部活动如站立、走路、弯腰和负重等，都会增加椎间盘的压力，牵拉神经根，加重腰腿痛。

第二，压痛及放射痛。压痛点多在下腰椎棘突间及椎旁 1～2 cm 处，相当于突出物的平面。用力下压时，可引起下肢放射痛。疼痛的部位符合受累神经根所分布的区域，可作为本病诊断定位的依据。

（3）神经根受压。神经根受压具体表现如下。

第一，根性刺激征。直腿抬高加强试验阳性，仰卧挺腹屈颈加压试验阳性，颈静脉压迫试验阳性。

第二，神经肌肉系统检查。突出物压迫神经根，可使其支配的区域感觉障碍，肌力减弱，腱反射减弱或消失，肌肉萎缩。

三、腰椎间盘突出的康复评定

（1）疼痛程度。疼痛程度可以反映症状种类及严重程度。常用视觉模拟评分量表（VAS）评定疼痛程度。

（2）体征。针对体征的评估包括压痛、放射痛、直腿抬高试验及加强试验中的直腿抬高角度、腰椎曲度改变、踝反射、踝背伸及趾背伸肌力减弱、有无感觉障碍及其严重程度。

（3）腰椎活动范围测定。需进行前屈、后伸、侧弯、旋转测试评估。

（4）行走能力测定。包括步行距离、速度、步行困难程度、疼痛程度，以及步幅、步频、步态改变。

四、腰椎间盘突出的临床康复治疗

腰椎间盘突出症应早诊断、早治疗，病程短、症状轻、神经没有损害的患者经过系统的非手术疗法，多数可以达到临床痊愈。非甾体抗炎镇痛药、解痉药对缓解肌痉挛、缓解疼痛及消除炎症有一定帮助。适当应用利尿药也可减轻神经根水肿充血，对急性期患者尤为必要。对病情严重、有明显神经损害，尤其是伴有马尾神经损伤者，或保守治疗无效果或效果欠佳严重影响患者的生活及工作的患者，应当进行手术治疗。

由于腰椎的功能由活动范围、肌力、协调性和稳定性组成，康复治疗也应将重点放在这几个方面。

康复治疗的原则是防治结合、动静平衡。所谓防，就是要防止发生，特别是防止复发，因此功能训练是长期的。所谓动静平衡，就是强调恢复脊柱的协调性与稳定性，即动态、静态的力学平衡。康复治疗的目的是缓解疼痛、减轻肌肉痉挛、改善关节活动范围、提高肌力、矫正姿势、改善功能。

康复治疗方法较多，但应针对不同的病因，以某种疗法为主，辅以其他治疗方法。病因治疗应与症状治疗同步进行，并强调早期（介入）、综合（治疗）、主动（患者参与）、长期（维持性训练）。

在不同阶段，康复治疗的目的不同。急性期着眼于减轻椎间盘压力，缓解神经根受压，使患者疼痛减轻；恢复期通过增强脊柱核心肌肌力训练，改善脊柱稳定性，巩固疗效，减少复发。康复的重点是增强脊柱结构源性和肌源性稳定因素，前者主要是椎体、椎间盘、小关节、椎板和韧带等，后者是腰椎周围的肌肉，特别是腰背肌和腹肌。从康复的角度来讲，肌源性稳定比结构源性稳定更重要。康复训练可有助于恢复肌肉的体积、强度和耐力；纠正小关节失常，减少结缔组织增生，恢复关节功能；增强脊柱的稳定性，巩固和提高治疗效果。

（一）康复治疗的方法

1. 姿势疗法

姿势疗法又称为体位疗法。体位对腰椎负荷具有极为重要的影响，因而姿势疗法有其生物力学的基础。脊柱的负荷为某节段以上的体重、肌肉张力和外在负重的总和。不同脊柱节段承担着不同的负荷。由于腰椎处于脊柱的最低位，负荷重，又是活动段与固定段的交界处，因而损伤机会多，成为腰背痛最常发生的部位。脊柱的负荷有静态和动态 2 种。静态是指站位、坐位或卧位时脊柱所承受的负荷及内在平衡，动态则指身体在活动状态下施于脊柱的力。这些负荷需要相应的关节、韧带和肌肉来维持，此时应尽可能避免有可能增加脊柱负荷、增加椎间盘压力的动作或姿势。

（1）站立。正常立姿时，身体重力线通过齿突、颈胸及胸腰交界处，经骶骨岬前方、髋关节中心稍后方、膝及踝关节前方达地面。正常站立姿势下，身体重力经椎间盘均匀传到椎体各部。姿势不正，如腰椎前凸增加，则重力后移到关节突关节，可引起关节退行性病变；胸椎后凸增加，则易引起韧带慢性劳损。

（2）坐位。坐位时腰椎的负荷比站立时大，此时骨盆后倾，腰椎前凸消失，身体重力中心移向脊柱前方，力臂加长，后部韧带紧张，应力增大，椎间盘受压增大。直坐时骨盆前倾，腰椎前凸，腰椎负荷较上述为小，但仍比直立时大；座椅腰后有腰托时，腰椎前凸接近直立位置，负荷也较小。

（3）卧位。仰卧时减少了上身的重量，因而脊柱负荷最小。伸髋仰卧位时腰大肌紧张，增加对脊柱的压力；屈髋仰卧时腰部肌肉放松，椎间盘负荷减少。因此，椎间盘突出患者屈髋仰卧（或侧卧）时较伸髋仰卧时疼痛轻。腰部牵引时，应使髋处于半屈位。

总之，根据腰痛病因的不同，可分别选用不同的体位疗法。例如，对小关节滑膜嵌顿可采用向疼痛的对侧方向过屈的体位，反复数次即可缓解。又如，对屈曲位发生的肌痉挛性疼痛，应采用背伸位体位；反之，对背伸肌痉挛，应采取屈曲位体位等。腰椎间盘突出症患者则应保持正常腰椎生理曲度位置，如卧硬板床休息、直立位活动等，避免弯腰久坐，以减轻腰椎间盘内压。

2. 牵引疗法

牵引疗法通常有骨盆牵引、自身体重悬吊牵引等方法，可用于腰椎间盘突出、腰椎小关节失常（或错缝）、腰椎小关节滑膜嵌顿、腰椎滑脱、腰肌筋膜卡压、腰肌痉挛等症状。对腰椎间盘突出而言，牵引的外力可使腰椎间盘内压下降，突出的髓核因椎间盘中心负压而暂时回纳；一旦外力去除之后，即使髓核再度突出，仍可能改变原突出物与神经根的相对位置关系，达到解除根性压迫、消除症状体征的目的。除此之外，牵引还有使错缝的小关节重新对位良好、释放嵌顿的小关节滑膜、松解卡压的腰肌筋膜等作用。

3. 传统中医推拿手法

运用各种推拿手法治疗下腰痛常有较好疗效，是我国传统医学特色之一，并且在西方国家也获得普遍认可及应用。推拿手法治疗的机制主要是恢复脊柱的力学平衡，特别适用于腰椎间盘突出、腰椎小关节失常（或错缝）、腰椎小关节滑膜嵌顿、腰肌筋膜卡压、腰肌痉挛等症。但应针对不同病因，采用不同的手法。

传统中医推拿手法治疗适用于症状和体征较轻者，或因全身性疾病或局部皮肤疾病而不能施行手术者。可采用推、揉、滚等手法，配合穴位按摩、对抗牵引手法或颤抖手法等，效果更明显。每日 1～2 次，每次 20～30 min。禁忌证主要有巨大中央型腰椎间盘突出，突出物与神经根严重粘连，较严重的腰椎管狭窄、腰椎滑脱、侧隐窝狭窄，以及脊椎骨质病变。传统中医推拿手法治疗常用手法如下。

（1）轻手法。轻手法主要是松弛腰背腿部的肌肉、疏通筋脉、促进血运，为下一步施行重手法做准备。轻手法具体包括以下几种。

第一，揉摩法。患者俯卧，治疗师立其身旁，用双手拇指和手掌自肩部起循脊柱两侧足太阳膀胱经路线自上而下，揉摩脊筋、过承扶穴后改用揉捏，下至殷门、委中而过承山穴，反复3次。

第二，按压法。治疗师双手交叉，右手在上，左手在下，用手掌自T1开始，沿督脉向下按压至腰骶部；左手在按压时稍向足侧用力，反复3遍。再以拇指点按腰阳关、命门、肾俞、志室、环跳、承扶、委中等穴。

第三，滚法。治疗师于腰背部督脉和足太阳膀胱经，自上而下施行滚法，直至下肢承山穴以下，反复3次。重点在下腰部，可反复多次。

第四，拿捏法。拇指与其他各指相对，用力挤捏肌肉、韧带等软组织。

第五，滚摇法。患者仰卧，两髋膝屈曲，使膝尽量靠近腹部。治疗师一手扶两膝部，将腰部旋转滚动，并用力牵拉双下肢，使之伸直。推拿按摩后患者多感舒适轻松，症状减轻。

第六，叩击法。以虚拳之背侧轻轻叩击腰背部，上下来回数次。

第七，拍打法。以虚掌轻轻拍打腰背部软组织，速度均匀，不宜过快。

（2）复位手法。复位手法是治疗的关键手法，手法的选择和操作正确是疗效的基本保证。因此，操作手法必须适宜，否则不但事倍功半，甚至还会加重病情。复位手法具体包括以下几种。

第一，牵引按压法。患者俯卧，两手把住床头，一助手在床前拉患者腋部，一助手拉住两踝，向两端拔伸牵引约10 min；治疗师立患者一侧，用拇指或手掌按压椎旁压痛点，按压时力量由轻变重。此法可使椎间隙增宽，髓核还纳。

第二，俯卧扳腿法。患者俯卧，双下肢伸直。治疗师一手按压腰部，另一手将腿部托住，并使其尽量后伸，左右侧各做一次。

第三，斜扳法。患者侧卧，卧侧下肢伸直，另一下肢屈曲放于对侧小腿上。治疗师站立其面前，肘部弯曲，用一肘部前臂上端置于患侧肩前方向外推动，另一肘部上臂下端置于臀部向内扳动，同时用力，推肩向后，骨盆向前，使脊柱发生旋转，此时可听到后关节摆动的"咔嗒"声音。此法可使椎间隙产生负压，利于髓核还纳。注意切不可使用暴力，扳动要轻巧、短促、随发随收，关节弹响虽常标志手法复位成功，但不可盲目追求弹响。

第四，腰椎定位旋转扳法。若患者单个棘突偏歪，可采用本方法。以向右扳动为例，患者取坐位，骑跨在治疗床头（或坐于凳上，助手站于患者前方，两腿夹患者左腿，双手压住左侧大腿根部，以稳定患者坐姿）。治疗师站立在患者侧后方，左手拇指抵住偏凸的棘突，右手从患者腋下穿过，反扣患者颈项部，使患者腰部缓慢前屈，至左手拇指感觉指下棘突欲动时，控制此前屈角度，用反扣颈部的手使患部向右缓慢旋转，至脊柱扭转弹性限制位，感觉到有阻抗时，右手继续右旋，左手拇指向左侧推顶偏凸棘突，做一突发扳动，扩大扭转幅度3°～5°，常可听到"咔嗒"声响，左手拇指可感觉到棘突有跳动感。

第五，抖法。患者俯卧，胸部垫以软枕，两手把住床头。治疗师立于足侧，双手握住踝部，再用力牵引的同时上下抖动，反复数次。

第六，麻醉下推拿。一般采用全麻或硬膜外腔阻滞麻醉。麻醉生效后采用对抗牵引按压法、俯卧扳腿法、斜扳法、滚摇法进行治疗。

（3）推拿手法治疗的注意事项。①推拿结束后，让患者仰卧位卧床休息15 min 左右；②早期宜绝对卧硬板床休息，可用腰围固定；③减少腰部活动，注意腰部保暖，愈后加强腰背肌功能锻炼；④中央型腰椎间盘突出者，慎用推拿手法治疗，若轻型可做推拿，但禁止做腰椎定位旋转扳法；⑤推拿治疗应配合药物内服外敷、针灸、物理因子疗法等以加强疗效。

4. 神经松动术疗法

神经松动术是针对由神经组织导致的疼痛进行治疗的一种物理治疗手法。它依据神经系统的解剖结构，利用肢体的运动，使神经组织在神经外周的软组织中滑动、延展、受压、发生张力变化，改善神经系统间的微循环、轴向传输和脉冲频率等。神经松动术强调的是关节位置的控制与操作手法，过强的牵张力、过快的频率可能会导致神经损伤。神经松动术手法为交替进行牵伸和放松，以改善纵—横—纵走行的神经血管。神经松动的形式分为滑动松动和张力松动：①滑动松动术的特点是单向滑动（头向尾侧或尾向头侧），适用于神经系统疾病急性期；②张力性松动术的特点是双向牵伸，内部张力作用明显，适用于神经系统疾病慢性期。

椎间盘突出引起坐骨神经痛有多方面的原因，突出物的机械压迫和突出物炎性反应对其周围神经结构、功能的影响是主要因素。所以，治疗应着重于解除神经根的压迫和神经束与周围组织的粘连，改善神经纤维的营养。神经力学认为，神经系统是一个整体，肢体活动时，脊髓和神经束在椎管和组织间隙被拉长或滑动；在神经被拉长或放松的过程中，神经组织内压相应地增加或减少，从而促进神经组织的物质交换。坐骨神经痛患者因疼痛出现活动受限，神经延展性下降，特别是病程较长者，神经束与周围的组织粘连，神经滑动能力减弱，神经营养不良。利用滑动松动术，可以让坐骨神经及构成它的神经根与它们周围的软组织之间产生相对运动，从而松解神经的粘连。张力性松动术是通过反复牵拉放松，促进坐骨神经外膜、束膜和内膜的血液循环，以及轴突内物质的运输，改善神经的营养。神经松动术是直接对坐骨神经进行牵张和滑动刺激的治疗方式，对粘连松解和神经营养改善较传统推拿手法好。

　　进行神经松动治疗时，首先对相应神经进行评估，找出疼痛的位置；根据位置不同，选择近端关节或远端关节活动，手法治疗时一次只能对一个关节进行被动活动。进行手法操作时，需要时刻对患者疼痛的位置进行评估，找到神经张力最大的点，通常在神经张力最大的点患者会主诉疼痛。针对该类患者的特殊病情，对腰椎神经根和坐骨神经及其分支采用神经松动术中的直腿抬高（SLR）试验技术。其目的是使坐骨神经位置移动 2～8 mm，预防术后坐骨神经根局部水肿和粘连，改善血循环，避免康复期出现下肢痛。神经松动术的具体方法如下。

　　第一，SLR1。患者仰卧位，治疗师将患者患侧髋关节屈曲并内收、膝关节伸直、踝关节背屈，缓慢地将该侧下肢抬起，在神经张力最大的点，对坐骨神经和胫神经交替进行牵伸和放松。

　　第二，SLR2。患者仰卧位，治疗师将患者患侧髋关节屈曲、膝关节伸直、踝关节背屈、足外翻、足趾背屈，缓慢地将该侧下肢抬起，在神经张力最大的点，对腔神经交替进行牵伸和放松。

　　第三，SLR3。患者仰卧位，治疗师将患者患侧髋关节屈曲、膝关节伸直、踝关节背屈、足内翻，缓慢将该侧下肢抬起，在神经张力最大的点，对腓肠神经交替进行牵伸和放松。

　　第四，SLR4。患者仰卧位，治疗师将患者患侧髋关节屈曲并内旋、膝关节伸直、踝关节背屈、足内翻，缓慢地将该侧下肢抬起，在神经张力最大的点，对腓总神经交替进行牵伸和放松。

　　第五，SLR5。患者仰卧位，治疗师将患者患侧髋关节屈曲、膝关节伸直、踝关节背屈，缓慢地将该侧下肢抬起，在神经张力最大的点，对腰椎节段神经根交替进行牵伸和放松。需要注意的是，通常进行神经松动治疗时，髋关节屈曲角度不超过 70°，且不宜做持续牵伸。神经松动术强调的是关节位置的控制与操作手法，过强的牵张力、过快的频率可能会导致神经的损伤。

5. 各种物理因子治疗

腰痛急性发作时可选用局部冰敷（消肿止痛），亚急性期可用温热疗（促进局部血循，消除无菌性炎症，消除局部水肿），治疗性超声、电疗、直流药物离子导入疗法（消除局部粘连、消除水肿等）、低中频电疗（消除局部肌痉挛等）、高频电疗（短波等）、肌电图生物反馈等也可酌情选用。

（二）腰椎间盘突出的药物治疗

1. 常规药物治疗

腰痛急性发作时，可视疼痛程度选用非甾体类抗炎镇痛剂，如对乙酰氨基酚、双氯酚酸钠等。有肌痉挛时，可加用肌肉松弛药，如乙哌立松或氯唑沙宗等。局部有水肿时，可加用消肿药物，如七叶皂苷钠（迈之灵）、消脱止、地奥司明，口服。当急性水肿显著时，加脱水剂甘露醇等。神经体征明显时，可加用神经营养药物，口服或肌内注射。也可酌情加用中医中药等。

2. 枝川注射和局部封闭、骶管封闭治疗

（1）枝川注射疗法。类似于局部封闭，但注射点不同。可用于慢性下腰痛。枝川液配制：生理盐水 10 ml ＋ 地塞米松 0.3 mg（普通用）；生理盐水 10 ml ＋ 地塞米松 0.3 mg（小范围用，局限于肌腱、关节、韧带等）。进针时，针头与肌纤维平行，与皮肤表面角度小于 45°，斜行刺入；不要只向一个方向注射，应将药液"浸润"到压痛点或肌硬结的四周。

（2）局部封闭或骶管封闭。疼痛剧烈或无法接受其他物理因子治疗者，可考虑局部封闭或骶管封闭。

（三）腰椎间盘突出的其他疗法

1. 银针局部导热疗法

银针局部导热疗法是一种密集型温质针治疗方法。在刺入的针杆上加艾绒燃烧使针道的细胞蛋白凝固，刺激新生毛细血管长入，由此改善局部微循环，对一些慢性顽固性腰痛有效。此法属有创治疗，治疗前应对入针点进行局部麻醉。

2. 小针刀松解疗法

小针刀松解疗法是一种闭合性手术，可用于直接切开或剥离肌筋膜疼痛或粘连的痛点。小针刀松解疗法除了有经络刺激调整作用外，更多的是用于解剖学上局部粘连的分离。首先是机械刺激和分离，使局部组织活动能力增强和淋巴循环加快，局部被切开的瘢痕组织逐渐被吸收。但小针刀治疗在一些含有重要神经血管或器官的部位，如梨状肌或坐骨神经出臀点等部位要慎用。

3. 射频热凝疗法和手术

（1）射频热凝疗法。正在探索中的射频热凝疗法类似于密集型温质针治疗机制，采用射频进行椎间盘内电热疗。当前对椎间盘源性下腰痛应用椎间盘内电热疗逐渐增多。治疗过程包括经后外侧置入管道，然后将热疗管插入纤维环内。电热治疗的机制还不是很明确，一种假说是引起蛋白变性和使纤维环失神经支配从而达到止痛的目的。

（2）手术。重度椎间盘突出，保守治疗无效时应及时手术。

第五节   骨关节炎及其临床康复

一、骨关节炎的定义和类型

（1）骨关节炎的定义。骨关节炎又称为退行性关节炎、增生性关节炎，以关节软骨变性、破坏及骨质增生为特征。骨关节炎是发生在滑液关节的一种发展缓慢，以局部关节软骨破坏，并伴有相邻软骨下骨板骨质增生或骨唇形成为特征的骨关节病，可伴有不同程度的特有的滑膜炎症反应。临床上以关节疼痛、肿胀、活动受限为主要特征。骨关节炎属于中医学"痹证"范畴，主要由肝肾亏虚、筋骨失养、风寒湿邪引起。

（2）骨关节炎的类型。骨关节炎可分为原发性和继发性2类。

第一，原发性。原发性骨关节炎是指较常见的老年性骨关节炎，病因并不十分明确。随着年龄增加，结缔组织发生退行性病变，蛋白多糖逐渐丢失，关节软骨抗磨损作用下降，应力承受不均，逐渐出现了老年性骨性关节炎。

第二，继发性。继发于创伤、感染、过度使用等因素的骨关节炎为继发性骨关节炎。如关节骨折可导致创伤性关节炎，肥胖给关节软骨带来额外负荷而导致骨关节炎。

二、骨关节炎的临床特征

（1）症状。疼痛是骨关节炎最主要的症状，初期为间歇性酸痛，休息后可缓解；严重时出现持续性疼痛，甚至关节内刺痛，休息后仍不能缓解。

（2）体征。骨关节炎的体征主要表现如下。

第一，局部压痛、肿胀。关节周围局部肿胀、膨大，关节线及关节周围有明显压痛点。

第二，僵硬。僵硬是骨关节炎明显的特点，表现为晨起僵硬，简称为晨僵。晨僵时间不超过 30 min，与类风湿性关节炎有区别，轻微活动后晨僵可出现缓解。

第三，关节变形。严重关节炎且病程较长者，由于长时间活动受限、关节挛缩、关节周围肌肉萎缩而出现关节变形。

第四，关节内响声。由于关节软骨破坏，关节面粗糙甚至破裂、增生的骨赘在关节内形成游离体，以及关节周围肌力下降、韧带松弛，故活动时可听见关节内响声。

第五，关节活动受限。疾病晚期，关节严重受损，出现活动功能受限，甚至残疾。

三、骨关节炎的康复评定

（1）疼痛评定。骨关节炎主要以疼痛与活动受限为主诉，所以可从疼痛的持续时间、严重程度、缓解方式、服用镇痛药的类别、药量等方面进行评定。可选用视觉模拟评分量表（VAS）和数字评分量表（NRS）。

（2）肌力评定。以徒手肌力评定为主。当累及指间、掌指等小关节时，评定宜采用握力计法。握力计法：将血压袖带卷折充气形成小气囊，气囊内压力保持在 30 mmHg，令患者双手分别在无依托情况下紧握气囊，血压计水银柱上升数减去原有的 30 mmHg 数即为实测数。连续测 3 次，取均值。同理可测出捏力、夹持力。

（3）关节活动范围评定。骨关节炎可致关节活动障碍，甚至出现畸形，可用量角器测量关节活动范围并进行康复治疗前后的对比。

（4）关节肿胀程度评定。除皮皱外，还可测量关节围度，用超声检查测量积液情况等。

（5）关节功能评定。根据病变关节选择相应的评定量表进行评定。

（6）日常生活活动能力评定。直接对患者的日常活动情况进行评分。在症状发作期和存在功能障碍、畸形的缓解期，应根据患者功能障碍的发生部位和情况，有所侧重地选择评定项目，如进行综合性日常生活活动能力评定及生活质量评定。

四、骨关节炎的临床康复治疗

（一）物理治疗

1. 运动疗法

骨关节炎患者一般无须卧床休息。合理的运动可增强关节周围肌肉力量和肌耐力，有利于关节的稳定、保持关节活动范围、增强肢体协调性。

肌力训练主要有等长、等张和等速运动。等长收缩训练主要应用在急性炎症期，可增强肌力，防止失用性肌萎缩。例如，膝骨关节炎患者行股四头肌、腘绳肌等长收缩。待炎症逐步消退，疼痛减轻后，可以进行等张训练以增强肌力和扩大关节活动范围，常用渐进抗阻训练方式。等速训练提供一种顺应性阻力，可保证肌力训练的高效性和安全性，常用于膝骨关节炎患者。适度的关节运动可改善血液循环、促进炎症吸收、改善软骨代谢。有氧运动可增强心血管功能，同时可减轻体重，降低骨关节炎发病危险因素。有氧运动包括散步、游泳、蹬脚踏车等。

2. 物理因子治疗

物理因子治疗有促进关节周围血液循环、缓解肌紧张、消肿止痛等作用。常用温热疗法促进血液循环及镇痛，如蜡疗、红外线、高频电疗等，急性炎症、渗出、皮温升高时不可用，伴发热者不可用；水疗也有较好的镇痛作用；穴位敷贴、耳穴治疗可祛湿散寒、舒筋通络；低中频电疗可促进血液循环、缓解肌紧张，如经皮神经电刺激疗法、干扰电疗法；磁疗可促进血液循环、抗感染、镇痛。

（二）作业治疗和心理治疗

（1）作业治疗。应对患者进行适宜的作业训练指导。注意对关节的保护，训练中不能加重关节疼痛。若训练中患者出现关节红肿、疼痛、血压及心率变化，表明作业强度偏大，应停止作业训练，调整治疗方案。

第一，保持正确坐、站姿势。姿势不良往往导致关节受力不均匀，易导致某一关节损伤，故应注意保持正确的姿势，同时避免同一姿势持续负重。

第二，避免关节负重动作。如上下楼、深蹲起立等动作会增加膝关节内压力，易引发疼痛和关节损伤。

（2）心理治疗。骨关节炎患者长期受疼痛、活动受限等困扰，多有不同程度的焦虑和抑郁。焦虑和抑郁会使患者痛阈降低、疼痛敏感性增强，形成恶性循环，影响患者的治疗效果。

（三）中医康复治疗

1. 针刺和推拿

（1）针刺。针刺疗法可改善症状、缓解疼痛。根据发病部位不同，治疗时选取不同穴位：颈部选取风池、肩中俞、肩井等穴位；腰部选取肾俞、气海、大肠俞、关元俞、委中等穴位；髋关节选取环跳、阳陵泉、悬钟等穴位；膝关节选取膝眼、足三里、阳陵泉、血海等穴位。根据辨证，如风邪盛，配膈俞、血海等穴位；寒邪盛，配命门、肾俞等穴位；湿邪盛，配脾俞、阴陵泉等穴位。

（2）推拿。推拿手法可舒筋活络、行气止痛。常用手法如攘法、擦法、按法、揉法、一指禅推法、拔伸、牵引、摇法等。治疗中通常以滚法等手法作用于关节局部组织，以放松该部位软组织；然后以擦法等手法使局部温度升高、活血止痛；接下来点法、按法作用于局部特定穴位和阿是穴，如膝关节可点、按揉内外膝眼、鹤顶、阳陵泉、梁丘等穴位；最后在患者可忍受范围内行摇法，配合关节的伸屈、内外旋等被动活动，以缓解关节功能障碍。

2. 艾灸和中药外治疗法

（1）艾灸。用于寒性骨关节炎患者，表现为肌肉、关节、皮肤发凉，痛有定处，得热痛减，遇寒增剧，脉弦紧或沉紧，舌质淡，苔白滑。对严重者，艾灸病变局部穴位可配合灸足三里、神阙等穴位。

（2）中药外治疗法。采用中药热敷、中药外洗、中药离子导入等外治法，可选用防风、牛膝、五灵脂、红花、刘寄奴等中药。中药热敷可使药力直达病灶、效力集中，有活血、散寒、止痛作用，并可松解粘连，改善局部血液循环，促进炎症吸收。中药离子导入可使药物有效成分渗透到关节组织内，加速血液循环，降低骨内压，消肿止痛，改善关节功能。

（四）药物及手术治疗

药物治疗可缓解疼痛，降低致残率。需要注意的是，常用消炎镇痛类药物，如对乙酰氨基酚，有胃肠道不良反应，老年患者应慎用。还有一类药物是软骨保护剂，如硫酸氨基葡萄糖等，有改善疼痛、修复关节早期病变的作用。

对病程长、疼痛剧烈或关节畸形的患者可采用手术治疗，如关节镜下灌洗术和关节清理术等；对部分晚期患者可行关节置换、关节截骨矫形术，术后依然需要康复治疗介入。

第六章　综合康复的临床实践

随着康复医学的发展，世界各国医学专家都纷纷指出康复医学应与临床医学结合，相互渗透，相互促进，相辅相成。本章重点探讨综合康复在颅脑外伤患者中的临床实践、早期综合康复在面神经炎患者中的临床实践。

第一节　综合康复在颅脑外伤患者中的临床实践

颅脑外伤是常见的神经外科急症，主要原因有交通事故、工伤事故、跌倒坠落等，其病死率和致残率居全身各部位损伤之首。脑外伤救治的第一步是挽救患者的生命，第二步则是康复治疗。康复治疗是所有存活患者必不可少的一个重要环节。由于大量存活患者存在不同程度的意识障碍和功能障碍，生命质量较差，康复治疗越来越受到重视。针对脑外伤患者功能缺陷程度参差不齐、早期康复介入不及时、训练强度不足等问题，很多研究指出早期积极、系统而有效的综合康复治疗对患者预后的改善十分重要。但这种康复模式尚无统一标准，仍需进一步摸索实践。

一、颅脑外伤患者的综合康复方法

综合康复方法即在常规康复的基础上实施综合康复，其临床实践的主要工作如下。

（一）成立综合康复小组、进行心理疏导

（1）成立综合康复小组。首先，组织责任医师及护士进一步学习颅脑外伤相关康复知识，提高业务水平，制订综合康复方案，完善具体康复流程；医护共同成立综合康复小组，强化责任意识，主动参与到患者的康复中，以患者为中心，投入更多精力，实施个性化、多样化、持续化的综合康复，并对患者家属进行培训指导，确定每一个阶段的目标，及时总结经验。

（2）进行心理疏导。由于脑功能的特殊性，大多患者需要全程、耐心的心理疏导。加强对患者心理动态的关注，强化家庭和亲情氛围的作用，及时进行心理疏导，不断鼓励患者参与康复训练，提高康复效果。

（二）加强唤醒刺激和认知功能训练

（1）加强唤醒刺激。对有意识障碍的患者，常规药物治疗的同时，充分利用患者家属的呼喊及音乐、书籍朗读等声音持续不断地刺激患者的听觉，并通过其喜爱的味道刺激味觉，不同强度的光源刺激视觉。

（2）加强认知功能训练。早期即利用数字、图片、物品及患者家属的名字、样貌等简易的方式训练患者的思维能力和记忆力，通过持续、多样的刺激促进其大脑功能恢复。

（三）强化肢体功能和日常生活能力训练

（1）强化肢体功能训练。平卧时予以肢体按摩和肌力训练，促进肌肉力量的恢复并预防深静脉血栓、肺部感染等住院期间常见并发症的发生。要求患者在耐受极限以内，对其全身各个关节进行功能锻炼，配合精神鼓励与物质奖励，促进康复效果。对患者家属进行培训，使其在患者出院后继续辅助患者进行功能锻炼。

（2）强化日常生活能力训练。在心理疏导的基础上，指导患者家属营造亲情氛围，并给予一定的物质奖励和精神鼓励，加强患者的日常生活能力训练，如吃饭、穿衣、行走、咳痰、洗脸、梳头、大小便等。[1]

二、颅脑外伤患者的综合康复的优势

由于脑部功能的特殊性，颅脑外伤的致残率和致死率一直居高不下。脑外伤的救治主要包括两个方面，一方面是抢救生命与防治并发症，另一方面则是康复治疗与改善预后。脑外伤患者常常出现各种并发症及肢体瘫痪、认知障碍等后遗症，这些都严重影响了患者的生命质量。积极、系统的综合康复治疗可以显著改善患者的脑功能和提高生活质量，尤其是对于年轻患者。

---

[1]　李群，姚国权，徐礼林，等. 综合康复在颅脑外伤患者中的临床应用研究［J］. 中华全科医学，2019，17（09）：1579-1581.

颅脑外伤患者的功能恢复是一个漫长的过程，何时开始进行康复治疗十分关键，过早、过迟均不利于患者的康复。在生命体征平稳后尽早进行康复治疗可以改善患者的预后，对患者具有重要意义。

综合康复的临床实践中，可以通过成立综合康复小组，早期针对患者具体病情制订出个性化康复方案，重点考虑其心理状态。在病情稳定后，早期介入康复治疗，鼓励并严格要求其进行多样化、连续性的综合康复锻炼；并对患者家属进行培训，出院后继续辅助患者进行功能锻炼，进一步提高患者的运动功能和日常生活能力。

早期进行康复干预，还可以有效降低深静脉血栓、便秘和反流等常见并发症的发生率，这对提高患者的生命质量具有重要意义。通过肢体功能训练和日常生活能力训练，住院期间的并发症的发生率也会降低。此外，临床上发现脑外伤患者容易出现情绪低落、抑郁状态，甚至对生活失去信心。综合康复小组应在全程给予心理疏导的基础上，注重亲情氛围的感染效果，鼓励患者坚持功能锻炼，并予以适当的物质和精神奖励，这些举措对促进患者预后的改善是有积极作用的。

综上所述，系统而科学的综合康复治疗不仅能够有效降低颅脑外伤患者住院期间常见并发症的发生率，还可以显著促进肢体功能恢复，提高日常生活能力，最终使患者获得更高的生命质量，值得在临床中进一步推广。[①]

第二节　早期综合康复在面神经炎患者中的临床实践

面神经炎主要指的是患者的面部肌群运动出现严重的障碍，也就是常说的面神经瘫痪，在临床上具有多发性。一般而言，引发面神经炎的因素有很多，具体包括脑外伤、发炎及面部受凉致面部血管肿胀等。其临床表现为面部肌群瘫痪、嘴角流口水、鼓腮漏气、眼睑无法闭合等，严重时可导致神经脱髓鞘。对面神经炎患者，应及早采取相应的措施进行干预，以逐步改善患者的临床症状，从而缩短治疗时间。

---

① 张凤仁，李洪霞，赵扬，等. 康复治疗学专业学生临床实践能力培养的探索与实践 [J]. 中国康复理论与实践，2012，18（1）：96 – 98.

一、面神经炎患者早期综合康复的护理与锻炼

面神经炎患者早期综合康复的护理是在给予常规的环境护理、消炎用药、心理干预等的基础上，给予早期综合康复护理措施进行干预。临床实践中有如下具体工作。

（一）早期综合康复的对症护理和治疗护理

1. 早期综合康复的对症护理

由于患者的病情较为严重，医护人员应叮嘱患者注意休养生息，不宜过度操劳；在外出走动之前，应先佩戴口罩、帽子等，避免冷风直接与面部神经发生接触。与此同时，护理人员还应多给患者提供蛋白质与维生素含量较高的食物，以此促进髓鞘的生长发育，从而不断增强髓鞘对肌肉的控制能力。若患者的眼睑长期无法闭合，护理人员应加强眼部的护理，白天给眼部滴入适量的眼药水，夜晚给眼部抹上适量的眼膏，以降低结膜炎的发生率，并促使眼部尽快恢复正常。

2. 早期综合康复的治疗护理

早期综合康复的治疗护即对面神经炎患者采用温热式低周波治疗仪进行治疗。首先，护理人员先对仪器的数据进行调节：$I = 19.5$ mA，$U = 220$ V。由于每位患者的情况不同，护理人员可根据实际情况调节数据。其次，将负极导子靠近患者面神经分布区域，并对温度进行适当的调整，一般为 $40 \sim 42℃$。每日治疗 1 次，每次约 20 min。在使用仪器对患者进行治疗的过程中，护理人员应主动增加巡房的次数，如患者出现面部发痒、面部红肿等情况，应及时通知主治医师进行处理，以免发生不良后果。

（二）早期综合康复的康复锻炼

面神经炎早期，护理人员应主动帮助患者循序渐进地进行康复锻炼，对面颊部、前额部等按顺时针方向进行按摩，并重点按摩阳白穴、上关穴、大迎穴等部位，每日 2 次，每次 10 min。待患者病情基本稳定之后，护理人员则指导患者进行面部肌肉表情训练，具体方法如下。

（1）鼓腮运动。患者紧闭嘴巴，并用力鼓起腮帮，保持 5 s 后再张开嘴巴，如此反复 10 次。

（2）抬眉闭眼。患者用力将眉处抬起，使得额头部位出现横纹；闭上双眼，顺时针或逆时针转动眼珠。在进行康复锻炼的过程中，抬眉与闭眼可交

替进行。

（3）噘嘴运动。患者将嘴巴紧闭后稍稍向上噘起，停留 5 s 后再还原，如此反复 10 次。[①]

二、面神经炎患者早期综合康复的优势

当人体免疫力下降时，病毒会侵入面部神经，致使面神经运动纤维发生病变，并出现炎症、水肿等情况，面部肌肉功能无法正常运行，最终引发面神经炎。面神经炎患者的预后效果与病情的严重程度、治疗的及时程度及护理干预的质量等均有密切的联系。

一般而言，面神经炎具有起病急、病情严重等特点，患者的发病时间大多为夜间休息时间，待晨起醒来时会发现面部已经完全僵硬，无法进行任何面部活动。此时，患者及家属应当立即赶往医院进行治疗，在发病早期就及时对病情进行控制，避免病情进一步加重。由于面神经炎影响美观，大多数患者在治疗过程中均会产生消极与烦躁的心理。因此，护理人员必须要对患者采取有效的措施进行干预，以加快其康复的速度，并践行"以患者为本"的服务理念。

与常规护理方式相比，早期综合康复护理的主要优势在于具有综合性，护理人员可以根据患者的病情、心理等采取针对性的措施进行干预，通过循序渐进的护理方式来保证患者恢复的质量与效果。例如，护理人员在患者治疗初期便引导其进行针对性的康复锻炼，包括循序渐进地活动眉毛、前额、嘴巴等，加快患者康复的速度，这是常规护理模式所不具备的。除此之外，护理人员还会为患者安排对症护理、治疗护理，通过全方位的护理干预来改善患者的治疗心态与治疗效果，使面部神经功能尽快恢复正常。可以肯定的是，早期的综合康复护理在时间上占有先机，可有效避免患者病情进一步加重，从而缩短了患者住院时间，改善了治疗效果。

综上所述，给予面神经炎患者早期综合康复护理进行干预，可有效改善其面部神经功能，使患者临床症状尽快消失，并加快了康复的速度，改善了治疗效果，临床价值显著。

---

① 徐婉媚，曾衍亮，刘凤英，等. 面神经炎患者应用早期综合康复护理的临床效果研究［J］. 黑龙江中医药，2019，48（1）：102－103.

参 考 文 献

一、专著类

[1] 陈孝平，汪建平，赵继宗. 外科学［M］. 9 版. 北京：人民卫生出版社，2019.

[2] 冯晓东，马高峰. 实用康复治疗学［M］. 北京：人民军医出版社，2012.

[3] 郝晶. 实用临床康复治疗学（下）［M］. 长春：吉林科学技术出版社，2016.

[4] 纪树荣. 运动疗法技术学［M］. 2 版. 北京：华夏出版社，2011.

[5] 贾建平，陈生第. 神经病学［M］. 北京：人民卫生出版社，2018.

[6] 李胜利. 语言治疗学［M］. 2 版. 北京：人民卫生出版社，2013.

[7] 孙远标. 实用康复治疗学（上）［M］. 长春：吉林科学技术出版社，2016.

[8] 王刚. 社区康复学［M］. 北京：人民卫生出版社，2013.

[9] 王宁华. 康复医学概论［M］. 3 版. 北京：人民卫生出版社，2018.

[10] 王颖. 全科康复医学［M］. 上海：上海交通大学出版社，2018.

[11] 王玉龙. 康复功能评定学［M］. 3 版. 北京：人民卫生出版社，2018.

[12] 燕铁斌，尹安春. 康复护理学［M］. 4 版. 北京：人民卫生出版社，2017.

[13] 燕铁斌. 物理治疗学［M］. 3 版. 北京：人民卫生出版社，2018.

[14] 杨玉荣. 康复治疗与护理［M］. 上海：上海交通大学出版社，2014.

[15] 张宏. 康复医学［M］. 北京：中国中医药出版社，2017.

二、期刊类

[1] 白震民，李晶，唐强. 神经系统疾病后疲劳与康复［J］. 国际神经病学神经外科学杂志，2007，34（1）：97－99.

[2] 杜佳音，范艳萍，李鑫，等. 自制脑性瘫痪儿童下肢康复器的研制及临床效果［J］. 中国康复理论与实践，2017，23（4）：430－432.

[3] 李高峰，丛燕，周大伟，等. 全身振动刺激在脑性瘫痪患者临床康复中的应用［J］. 中华物理医学与康复杂志，2016，38（5）：397－400.

[4] 李群，姚国权，徐礼林，等. 综合康复在颅脑外伤患者中的临床应用研究［J］. 中华全科医学，2019，17（9）：1579－1581.

［5］刘敏涛，高志红. 康复训练联合生物电干预对卒中患者功能恢复的影响［J］. 中华物理医学与康复杂志，2019，41（1）：56-57.

［6］芦海涛. 康复治疗学本科生的神经内科教学探讨［J］. 中国康复理论与实践，2012，18（6）：571-572.

［7］宋清焕，张福华，孙朝辉. 综合康复疗法治疗急性期神经根型颈椎病的临床研究［J］. 中华物理医学与康复杂志，2009，31（2）：86-87.

［8］宋雄，邹林霞，林小苗，等. 核心稳定性训练在脑性瘫痪康复中的临床应用［J］. 中国康复医学杂志，2011，26（4）：377，384.

［9］孙献武，于香兰，邵海燕，等. 三维颈椎康复垫在颈椎病治疗中的临床研究［J］. 中国康复医学杂志，2015，30（12）：1281-1283.

［10］王娟，常进红. 脑卒中康复期临床护理路径制订［J］. 重庆医学，2018，47（33）：4315-4316.

［11］王小丽，崔刚，李玲. 失语症康复的发展：理论与实践［J］. 中国康复医学杂志，2019，34（5）：595-601.

［12］王旭豪，马建青，刘开锋，等. 医学训练式治疗对恢复期脑卒中患者步行能力的影响［J］. 中国康复医学杂志，2019，34（7）：838-840.

［13］项小平，丁俊. 颈椎病康复治疗临床观察［J］. 江苏医药，2005，31（12）：964.

［14］徐婉媚，曾衍亮，刘凤英，等. 面神经炎患者应用早期综合康复护理的临床效果研究［J］. 黑龙江中医药，2019，48（1）：102-103.

［15］杨帆，桑德春，张晓钰，等. 运动想象疗法对脑卒中患者运动功能康复的效果［J］. 中国康复理论与实践，2017，23（9）：1081-1085.

［16］应美珂，韩婷婷，王永晨，等. 全科医学与整合医学的现状与展望［J］. 中国全科医学，2018，21（23）：2895-2898.

［17］张丹丹，陶静，陈立典. 从中医康复发展脉络探讨时代背景对康复医学发展的影响［J］. 中医杂志，2019，60（14）：1176-1180.

［18］张凤仁，李洪霞，赵扬，等. 康复治疗学专业学生临床实践能力培养的探索与实践［J］. 中国康复理论与实践，2012，18（1）：96-98.

［19］张启富，吴小平. 前庭康复在神经康复中的应用进展［J］. 中华物理医学与康复杂志，2018，40（8）：634-637.

［20］中国中医药信息学会抗衰老分会. 物理技术辅助脑卒中康复的临床指南［J］. 国际生物医学工程杂志，2019，42（2）：100-108.